Uma nova Lei de Bases para a Saúde

Uma nova Lei de Bases para a Saúde

UMA PROPOSTA LIBERAL

2022

Coordenação
Filipe Charters de Azevedo

ALMEDINA

UMA NOVA LEI DE BASES PARA A SAÚDE
UMA PROPOSTA LIBERAL

COORDENAÇÃO
Filipe Charters de Azevedo

EDITOR
EDIÇÕES ALMEDINA, S.A.
Avenida Emídio Navarro, 81, 3D
3000-151 Coimbra
Tel.: 239 851 904 • Fax: 239 851 901
www.almedina.net • editora@almedina.net

DESIGN DE CAPA
EDIÇÕES ALMEDINA, S.A.

IMAGEM DE CAPA
The Doctor (1891), Sir Luke Fildes (1843-1927)

PRÉ-IMPRESSÃO
EDIÇÕES ALMEDINA, SA

IMPRESSÃO E ACABAMENTO
EUROPRESS - INDÚSTRIA GRÁFICA
Setembro, 2022

DEPÓSITO LEGAL
504166/22

ALMEDINA | GRUPOALMEDINA

BIBLIOTECA NACIONAL DE PORTUGAL — CATALOGAÇÃO NA PUBLICAÇÃO

UMA NOVA LEI DE BASES PARA A SAÚDE

Uma nova lei de bases para a saúde: uma proposta liberal
coord. Filipe Charters de Azevedo
1ª ed. – (Fora de coleção)
ISBN 978-989-40-0796-8

CDU 614

ÍNDICE

ÍNDICE DE FIGURAS 7

ÍNDICE DE TABELAS 9

ÍNDICE DE GRÁFICOS 11

INTRODUÇÃO 13
Renovar o SNS — não podemos esperar 14
Organização 19

TESTEMUNHOS

CEDER À EVIDÊNCIA
Cármen Garcia 25

SNS: DESAFIOS DE SAÚDE DE HOJE E DE AMANHÃ
Nadim Habib 43

UMA PROPOSTA LIBERAL PARA O SISTEMA DE SAÚDE PORTUGUÊS
Alexandre Lourenço 51

SISTEMA DE SAÚDE EM PORTUGAL: PORQUE É URGENTE DEBATER E REFORMAR
João Massano 63

ENQUADRAMENTO 75
Todos devem ter acesso efectivo a cuidados de saúde de qualidade 75
O sector da saúde é um sector especial; a centralização do SNS não é solução 76
Todos devem poder escolher a sua equipa clínica 77
Todos devem poder escolher o seu prestador de serviços de saúde 77
Não nos podemos dar ao luxo de que as pessoas que precisam de cuidados de saúde, apesar de existir quem esteja em condições de os prestar, apenas tenham acesso a listas de espera 78
Precisamos de financiamento público, mas mais transparente 79
Pela saúde de todos, queremos outro modelo de organização do sector da saúde para Portugal 80
Como funciona um serviço universal de saúde? 81
Modelos de organização do sector da saúde 84
Qual o melhor modelo de saúde, de acordo com a Iniciativa Liberal? 91

PROPOSTA 93
Financiadores 94
Prestadores 97
População 98

PERGUNTAS FREQUENTES 101

ROTEIRO PARA UMA NOVA LEI DE BASES DA SAÚDE 137

ÍNDICE DE FIGURAS

Figura 1 — Funcionamento de um sistema universal de saúde: caso teórico 82

Figura 2 — Funcionamento de um sistema universal de saúde: caso português 83

Figura 3 — Tipos de modelos de saúde 86

Figura 4 — Nova organização do sistema de saúde 94

ÍNDICE DE TABELAS

TABELA 1 — Tipos de modelos de saúde 85

TABELA 2 — Ilustração do modelo de saúde português *vs.* os modelos de saúde mais representativos existentes na Europa 89

TABELA 3 — Qual o melhor modelo de saúde? 92

TABELA 4 — Redes de prestação por operador 125

TABELA 5 — Comparação organizacional e contratual do SNS actual com a proposta da IL 127

ÍNDICE DE GRÁFICOS

GRÁFICO 1 — % dos pagamentos directos das famílias na totalidade da despesa do SNS (*Out-of-pocket expenditure on healthcare*) em 2019 109

GRÁFICO 2 — Despesas correntes em saúde em % do PIB em 2019 110

INTRODUÇÃO

O Serviço Nacional de Saúde (SNS) precisa de ser salvo. Mais de 1 milhão de utentes não tem médico assistente e equipa de saúde familiar. Há um número elevado de consultas e cirurgias realizadas fora dos Tempos Máximos de Resposta Garantidos (TMRG). Os serviços de urgência não têm capacidade de resposta, e as listas de espera aumentam consistentemente. Portugal é um dos países onde as famílias mais contribuem em pagamentos directos para receber cuidados de saúde. Os profissionais são pouco valorizados, mal remunerados — muito abaixo dos valores de mercado — e não possuem um plano de carreira claro que assegure o reconhecimento pelo seu trabalho e dedicação.

Para complicar todo este cenário, a despesa cresce a um ritmo acelerado. O dinheiro está em falta, apesar de maiores dotações orçamentais, e o sistema está a ser gerido com atrasos, cativações e contabilidade criativa. Num país que promete na sua Constituição uma saúde de acesso universal, mais de 30% dos cidadãos deixaram de contar com o SNS e optam por confiar a sua saúde a seguros privados. Esta opção, legítima, revela uma intolerável assimetria de acesso a cuidados de saúde de acordo com a condição económica ou entidade patronal. Além desta capitulação, a redução da procura sobre os prestadores públicos não aliviou o sistema, isto é, não se trata apenas de processos e sistemas mal geridos. O resultado sobre a saúde dos portugueses já se faz sentir: a mortalidade materna nos últimos cinco anos (incluindo os anos anteriores aos da pandemia) tem estado a atingir recordes. Igualmente, ao nível da mortalidade geral evitável, verifica-se que tem estado a aumentar.

Em suma: o SNS está mal desenhado. Por uma questão de liberdade, equidade e sustentabilidade do sistema, precisamos de mudar o sistema de saúde. O presente livro apresenta uma proposta de evolução do sistema público para uma solução europeia bismarckiana.

A Lei de Bases liberal, que serviu de base ao programa eleitoral da Iniciativa Liberal para as eleições legislativas antecipadas de 2022, apresenta uma nova organização do Sistema Nacional de Saúde em linha com o que de melhor se faz na Europa e uma reforma implementável face à situação existente. Esta Lei de Bases que se propõe assenta num sistema universal, sem exclusões de qualquer tipo e com acesso garantido por parte de todos os residentes — nacionais e não-nacionais.

A organização do sistema assentará em subsistemas públicos, à semelhança do sistema holandês. De um ponto de vista prático: os cidadãos pagarão os impostos ou contribuições para um subsistema, independentemente do seu estado ou condição de saúde, e cada um destes contratualizará com vários prestadores (públicos, privados ou sociais). A lógica subjacente é a de que o dinheiro seguirá o utente. Os subsistemas terão autonomia financeira/receitas próprias à semelhança da Segurança Social, constituindo, em termos de contabilidade pública, um subsistema do Estado, longe do braço de controlo central e arbitrário do Ministério das Finanças.

Estamos convictos, e há evidências nesse sentido, de que com vários elementos de concorrência na organização do sistema, este se encaminha para a satisfação dos utentes, para um planeamento de recursos mais eficaz e para a justa remuneração dos seus profissionais.

Esta proposta do SNS já foi reconhecida e, por vezes, consensual — recorde-se, por exemplo, o trabalho do Prof. Dr. Daniel Serrão (nos anos 90 do século XX), que chegou à mesma conclusão, e o debate subjacente à criação do SNS, em 1979, no qual vários modelos de criação do SNS foram tema de discussão e de trabalhos. A grande diferença face às anteriores abordagens é a redacção efectiva de um roteiro para uma nova Lei de Bases e o mecanismo de transição pacífico do modelo centralista actual para um modelo concorrencial.

Este livro apresenta uma solução liberal para salvar o SNS. Ainda vamos a tempo.

Renovar o SNS — não podemos esperar

«O SNS tem em si as sementes da sua renovação?» A resposta a esta questão é prévia a qualquer solução ideológica ou política, já que se o SNS pudesse ser apenas reformado, as alterações propostas seriam incrementais ou pequenos ajustes legislativos ou executivos que traduzissem a visão liberal dos seus autores.

O «novo estatuto do SNS»[1] responde a esta questão primordial. A resposta por parte do governo é clara: dotando o SNS de ferramentas de gestão, é possível salvar o modelo de saúde português. Para o actual governo, o SNS pode ser reformado com pequenos ajustes. Daí a intenção de apostar num CEO do SNS — ou seja, num corpo de gestão executivo e (eventualmente) menos político para gerir o SNS. Após a constituição dessa estrutura de topo, está previsto no estatuto do SNS um conjunto de regras, de planos e, eventualmente, de *task forces* para desenhar e fazer cumprir a missão do SNS, com soluções centralizadas para cada um dos problemas.

Não deveria a reforma liberal do SNS começar também por aqui? Não deveríamos primeiro colocar o SNS a funcionar, ainda que na lógica centralista actual, antes de atacar os problemas de financiamento, de carreiras, de organização de recursos, das listas de espera, dos médicos de família, da rede de urgências de obstétrica e todos os outros problemas?

Porém, este diagnóstico de falta de ferramentas de gestão e esta solução centralista proposta, além de sofrerem de ingenuidade, são contrárias à evidência. Não se pode descontextualizar os factos de que o SNS tem mais dinheiro, mais profissionais, menos clientes-utentes e está globalmente muito pior. É por isso ingénuo pensar que se consegue gerir centralmente o SNS e que este irá funcionar de forma perfeita e síncrona de acordo com as necessidades dos utentes. Claro que no curto prazo poder-se-ão sentir melhorias palpáveis junto dos utentes e dos profissionais. Mas rapidamente esses ganhos seriam absorvidos pela estrutura existente.

Talvez valha a pena perceber o porquê desta captura centralista de toda a estrutura do SNS — ou um dos seus principais motivos: há uma necessidade de controlar o seu financiamento, sem nunca o admitir.

O SNS, no período democrático, nasceu com a Constituição de 1976 e a aprovação unânime do art.º 64.º: Todos os partidos votaram a favor de um SNS gratuito. Após o crescimento necessário das despesas em saúde, e não havendo tecto no crescimento dos gastos, os governos passaram a gerir a

[1] À data em que este livro segue para a gráfica não há nenhuma versão publicada do estatuto do SNS, sendo apenas conhecidas as intenções dos seus responsáveis pela imprensa.

saúde com suborçamentação. Se pensarmos bem, quando não há limites à despesa, como controlar os gastos? Como imprimir alguma racionalidade ao sistema? A resposta, engenhosa, foi a seguinte: em cada Orçamento do Estado, os governantes «diziam» que o SNS não precisava de mais dinheiro e que «estava tudo bem», pelo que orçamentavam menos do que o devido. Mobilizava-se o dinheiro necessário para essa gestão optimista, tal como diziam a lei e os preceitos constitucionais; mas, na prática, faltava sempre algum. No segundo relatório Constâncio, com as contas públicas novamente sob pressão, em 2005, esta técnica foi mais uma vez demonstrada, mas talvez pela primeira vez com a clareza do confronto político: «[o]s pontos principais a salientar [para o apuramento do défice] estão relacionados com insuficiências de orçamentação [...]. A mais relevante refere-se ao Serviço Nacional de Saúde para o qual se estima um défice superior ao referido no Orçamento em 1512,8 milhões de euros. Tal como acontece de há anos a esta parte, mas de uma forma crescente, os orçamentos não prevêem correctamente a evolução de receitas e despesas, dando origem à necessidade de regularizações posteriores.» Parece um paradoxo, mas devido ao voluntarismo de dizer que se gastaria o que fosse preciso, não se conseguiu construir um bom serviço de saúde, já que o foco esteve sempre no controlo financeiro, sem nunca o assumir. Sabia-se que se gastava cada vez mais, sem saber como ou porquê. Até ao período da Troika, este foi o principal mecanismo de controlo do SNS.

A situação agravou-se nos anos seguintes da «geringonça». O mecanismo de controlo do SNS deixou de ser apenas baseado na suborçamentação, passou a ser a repressão da despesa. O financiamento passou a ser cativado, com recurso a expedientes contabilísticos. Ou seja, reconhecia-se menos do que a necessidade e, ainda assim, retinha-se os fundos para a operação corrente assumida. Adicionalmente, e por estes motivos, as dívidas a fornecedores tornaram-se crónicas e crescentes tanto em valor como em prazo de pagamentos. Neste sentido, não só não se definiu uma postura séria e positiva de gestão, como se promoveram más práticas. De facto, quando a regra é a repressão da despesa, beneficia-se sempre o «infractor»: a entidade menos cumpridora consegue suportar os cortes cegos e arbitrários que lhe são impostos. A entidade que sempre cumpriu vê um corte cego a ser aplicado ao seu orçamento, que não tem margem para resistir. A redução na qualidade dos serviços públicos que hoje vivemos advém muito deste fenómeno. Esta estratégia foi bem retratada, ainda antes da pandemia, pela Unidade Técnica de Apoio Orçamental (UTAO). O relatório final da análise dos técnicos do Parlamento à proposta do Orçamento do Estado para 2020 (OE 2020) considerava que, na prática, o «reforço» previsto para o SNS não se iria traduzir num aumento real do financiamento. O documento afirmava: «Analisando o conjunto das transferências correntes e das dotações de capital [para o SNS], o total para 2020 (9.956 milhões de euros) é, ainda assim, inferior à execução provisória conjunta de 2019 das transferências correntes e dotações de capital em 121 milhões de euros», concluindo que «o aumento da transferência corrente para o SNS ora previsto não representa, só por si, um acréscimo dos recursos financeiros totais»[2].

Já em 2022, também no relatório da UTAO, desta feita sobre a Conta Geral do Estado de 2019, há uma explicação exaustiva sobre a prática e efeitos perversos da suborçamentação: «É de relembrar, que esta prática não propicia aos responsáveis técnicos (gestores) do SNS as condições adequadas para a prossecução dos objetivos traçados, pois à partida dispõem de menos recursos financeiros dos que os necessários, situação esta que condiciona o planeamento a médio prazo e ganhos de eficiência, ao mesmo tempo que potencia estrangulamentos de tesouraria com efeito no aumento dos prazos médios de pagamento e do valor da dívida não-financeira.» O documento mostra que esta prática não é um erro ou uma dificuldade. Os técnicos afirmam que foi uma escolha: «O exercício de 2019 do SNS apresentava, desde o início, indícios que se trataria de mais um ano com prejuízo significativo.»

Tudo aponta para que na terceira vaga de má gestão, com o novo estatuto do SNS, se abandone (em parte) a suborçamentação e a repressão da despesa, mas que seja implementado um processo fortemente burocrático de controlo. Tudo indica que a produção seja gerida por um fluxo infindável de mapas entre a administração central e os municípios/prestadores, substituindo a pressão financeira pela pressão processual. A dificuldade de gestão com impacto operacional subsistirá. Este é o problema das soluções incrementais, só se pensa para o curto prazo. Não há visão. Estamos assim há décadas.

Além disso, e esquecendo as críticas de captura do sistema referidas nos parágrafos anteriores, estas soluções de melhor gestão centralista

[2] Sublinhados dos autores.

serão sempre contingenciais à equipa de gestão: homens e mulheres providenciais que conhecem todos os problemas e têm sempre as melhores soluções. Repare-se que a ingenuidade não está só em achar que se consegue encontrar esses supergestores — a ingenuidade está em considerar que isto pode ser um modelo.

Estes três grandes mecanismos de controlo dos gastos e de desenho do SNS foram em parte compensados pela capacidade de trabalho de todos os profissionais de saúde. Porém, a pouco e pouco, esta capacidade foi sendo limitada por táctica política partidária. A título de exemplo, em 2022, com o colapso da rede de urgência de obstetrícia (e do restante sistema nacional de saúde pública), a discussão dos profissionais, sobretudo pelos sindicatos, resume-se à questão da exclusividade: o direito a assinar um papel em que os trabalhadores do SNS se comprometem a trabalhar para o patrão que paga pior no sector e abdicar do direito a exercer a sua profissão depois de cumprido o horário. A única forma de gerir sistemas complexos é alinhar incentivos para que cada um, na prossecução dos seus objectivos, contribua para o melhor SNS.

Posto isto, a resposta à pergunta inicial, se o SNS tem em si as sementes da sua renovação, é «não».

Há assim duas abordagens de reforma do sistema de saúde nacional. A primeira passa por desenvolver soluções incrementais, eventualmente colocando mais dinheiro no SNS, de forma a ir gerindo e ultrapassando as dificuldades visíveis, em ciclos sucessivos de repressão de despesa e despesismo, controlo e descontrolo. Na segunda abordagem, acredita-se que o SNS tem de ser restabelecido, apostando em modelos concorrenciais de prestação e financiamento e na definição de competências e criando oportunidades e dando incentivos para que a produção de saúde seja a mais correcta — isto é, de acordo com as necessidades dos seus utentes. A diferença em termos de resultados entre os modelos de gestão central e os modelos de gestão de saúde concorrencial é que, nos segundos, o processo tem, em si, as sementes da correcção e tende, a prazo, a alcançar o melhor resultado. Há um planeamento, para que não haja a necessidade de estar sempre a planear. O resultado da abordagem de gestão centralizada é o que está à vista.

A organização do sistema deverá ser por subsistemas públicos, à semelhança do sistema holandês ou da nossa Segurança Social. A Saúde constituirá um subsector do Estado independente do Ministério das

Finanças e terá um orçamento próprio. Orçamento este que será garantido por contribuições directas dos cidadãos.

Quem quiser reformar o SNS tem de decidir em que campo quer estar: promover uma visão concorrencial ou reforçar a visão centralista. Não há soluções intermédias. Este livro apresenta uma visão liberal para salvar o SNS. Escolhemos um lado.

Organização

Os detalhes de como pode ser organizado um SNS concorrencial na prestação e no financiamento encontram-se explicados nos capítulos seguintes. No «Enquadramento» são dilucidados, de forma breve, o estado do nosso SNS, os princípios e valores que nortearam a proposta e os resultados que se pretende obter. Trata-se da sustentação da Lei de Bases, a que se segue a proposta liberal, apresentada no capítulo «Proposta».

No capítulo «Perguntas Frequentes», onde se pretende que a formulação das perguntas e respostas seja o mais directa e factual possível, são assinalados alguns detalhes concretos de como o novo Serviço Nacional de Saúde poderá funcionar. Tentámos responder a todas as perguntas que nos foram colocadas na apresentação deste trabalho, às nossas dúvidas internas e aos desafios apresentados durante as campanhas eleitorais de 2019 e 2022.

O capítulo final, «Roteiro para uma nova Lei de Bases da Saúde», sistematiza todas estas reflexões num corpo legal. O documento não se encontra em «legalês», tendo-se optado por uma redação que permita uma maior clareza das bases e uma negociação democrática. Cada base ou artigo é iniciado com um tempo verbal de forma a clarificar a acção que se pretende empreender.

Com o intuito de enquadrar o roteiro para uma nova Lei de Bases para a saúde, convidamos vários especialistas para a comentar. Os seus generosos testemunhos são independentes dos autores e foram escritos em total liberdade. A sua escolha foi norteada pelos seguintes critérios: conhecimento profundo do sector, reflexão e pensamento estruturado.

*

Vale a pena salientar que esta Lei de Bases fez parte do programa eleitoral que a Iniciativa Liberal apresentou nas eleições legislativas de 2022, trabalho que teve início no programa eleitoral de 2019. É natural que o confronto de ideias, a normal negociação política e a evolução do sector provoquem alterações face ao que aqui está apresentado. A saúde é demasiado importante para não se chegar a um consenso sobre a forma de a reformar.

Por fim, este livro não teria sido possível sem a contribuição de muitos. O trabalho de base começou em 2019, para o programa eleitoral da Iniciativa Liberal. Foi debatido, discutido e consolidado com investigação e *benchmarks*. Em 2021, tivemos meses intensos de trabalho num grupo constituído no Gabinete de Estudos da Iniciativa Liberal. Além dos seus elementos (autores), gostaríamos de destacar o contributo juridicamente atento do João Pedro Castro Mendes e a garantia de consistência por parte da Susana Neto. Queríamos agradecer também a persistência da Carla Castro, actual deputada eleita pela Iniciativa Liberal, em todo o projecto do Gabinete de Estudos e a motivação e inspiração de que é possível ter boas políticas alternativas e que as soluções, e pessoas que as concretizem, existem. Gostaríamos ainda de agradecer a todos os profissionais e cidadãos comuns com quem nos cruzámos e que nos foram desafiando com ideias, diagnósticos diferenciados e novas abordagens — a todos estamos gratos pelo contributo para o debate. É possível fazer reformas, é possível reformular a saúde — não estamos condenados.

Os autores

Filipe Charters de Azevedo, economista e empresário (coordenação e principal relator)

Artur Mendes Moura, professor da Faculdade de Farmácia da Universidade de Lisboa

Cristiano Santos, enfermeiro especialista em saúde mental

Diogo Pessoa, economista

Filipa Guedes Barbosa, psicóloga

Francisco Soares, médico cardiologista

João Pedro Ramos, gestor

Marta Belmonte Pereira, enfermeira especialista em saúde materna e obstetrícia e mestre em saúde pública

Nuno Carrasqueira, enfermeiro
Olga Baptista, farmacêutica
Pedro Pereira, médico interno de medicina geral e familiar
Ricardo Veríssimo, médico de família pós-graduado em psicoterapia cognitiva e comportamental em adultos
Victor Mendonça, gestor

TESTEMUNHOS

CEDER À EVIDÊNCIA

Cármen Garcia[1]

1. Apresentação

Tinha 19 anos quando entrei em enfermagem com a intenção de passar por lá um ano e, depois, repetir os exames nacionais. E mantinha essa idade no dia em que, pela primeira vez, entrei num campo de estágio numa Unidade de Apoio Integrado que, recentemente, foi convertida em Unidade de Cuidados Continuados.

O primeiro impacto, confesso, foi muito pouco simpático. À minha volta, para onde quer que olhasse, via gente muito doente e sem grandes perspectivas de recuperação. A enfermaria, que me perdoem as responsáveis pela limpeza, independentemente da hora a que entrássemos, tinha sempre um odor desagradável a urina. E aos meus olhos inexperientes não parecia existir nada que me dissesse que era ali o meu lugar. Aliás, tudo em mim parecia implorar pela fuga.

Mas no final da primeira semana de estágio, quando já sabia de cor o nome de cada um dos utentes, comecei a perceber que, de manhã, acordava satisfeita e motivada. Eu queria estar ali. Eu era feliz ali. E, de repente, em meia dúzia de semanas, deixei de me conseguir imaginar a fazer qualquer outra coisa que não aquilo.

Um dia, a meio de um turno realmente cansativo, a minha tutora disse-me qualquer coisa como «tu nasceste para isto, não foi, miúda?». E eu respondi que sim, sem hesitar. Porque, naquele dia, aquela constatação me pareceu demasiado evidente. Eu tinha nascido enfermeira mesmo que nunca o tivesse percebido.

[1] Enfermeira em geriatria na ERPI Raízes do Tempo. Colunista do jornal *Público*.

Os quatro anos da licenciatura foram anos felizes. E já no último ano recebi a bolsa de mérito da Universidade de Évora naquele que me pareceu um final perfeito para um percurso trabalhoso, mas apaixonante.

Queimei fitas com a certeza de que seria sempre e para sempre enfermeira. No dia 9 de Novembro de 2009, iniciei funções no serviço de cardiologia do hospital do Espírito Santo de Évora, que foi, até hoje, o local onde mais gostei de trabalhar.

Sei que dei tudo de mim àquele serviço. Nunca recusei horas a mais mesmo sabendo que não seriam remuneradas, nunca virei as costas a situações complicadas, nunca deixei de fazer o transporte de um doente e pouco me importava que fosse dia útil ou fim-de-semana. Sentia-me plena e realizada a trabalhar. Ganhava 1020 € de ordenado base e tinha um Contrato Individual de Trabalho sem termo.

Mas os anos foram passando e as horas a mais, que se tornaram turnos a mais, foram-se acumulando. Era precisa gente que nunca chegou. E a determinada altura deixei de saber quando era dia ou noite porque estava a entrar ao serviço a cada oito horas. O Natal e o Ano Novo transformaram-se em borrões. O Verão e o Inverno confundiram-se. As minhas relações pessoais deterioraram-se. Tudo o que eu via era o trabalho.

Um dia, por curiosidade, fui contar quantas horas tinha em excesso e descobri que a instituição me devia mais de 40 dias, o que equivalia a, pelo menos, dois meses seguidos a gozar folgas. Nesse dia, falei com a minha chefe, que me disse que não tinha como me permitir descansar sem desfalcar o serviço e que não fazia ideia se alguma vez seria possível regularizar aquela situação.

Por esta altura, já só fazia prestação de cuidados dentro da Unidade de Cuidados Intensivos Coronários e começava a sentir-me exausta física e mentalmente. Além disso, muitas coisas que inicialmente desvalorizei começavam a incomodar-me. As nomeações para os cargos de gestão eram, provavelmente, a pior de todas.

No meu segundo ano de trabalho, a minha chefe foi mobilizada de serviço e, para a substituir, o enfermeiro director nomeou uma colega que trabalhava ao meu lado e a quem nenhum de nós, restantes elementos da equipa, reconhecia mérito ou competência. Era uma fraca enfermeira e isso era sabido e assumido por todos. Mas era óptima a cumprir ordens e a encolher-se perante medidas absolutamente injustas. Não me lembro de uma única vez em que ela tenha ficado do nosso lado nos conflitos entre a equipa e a direcção de enfermagem. Era quase como se a obediência cega, ajudada pela cor do cartão partidário, falasse mais alto do que a justiça. A minha paciência esgotou-se.

Cansada das injustiças, pedi transferência de serviço, que, felizmente, foi-me concedida de forma muito célere. Passei para a Unidade de Cuidados Intensivos Polivalente do hospital e, seis meses depois de lá ter iniciado funções, engravidei. E é aqui que começa o final da minha relação com o Serviço Nacional de Saúde.

O meu filho mais velho nasceu surdo profundo e o seu início de vida foi marcado por múltiplos exames e consultas que culminaram com a cirurgia de implante coclear. E o hospital, ao qual entreguei anos da minha vida, decidiu recusar o meu pedido de licença sem vencimento de um ano para poder acompanhar o meu filho. Não me restando outra solução, despedi-me.

Saí do hospital em 2020, 11 anos depois de lá ter entrado, e o último ordenado que trouxe para casa não chegou a 1000 €. Foram os 11 anos de carreira no SNS que me permitiram conhecer-lhe demasiado bem os meandros, as falhas, as limitações, as quintinhas e os compadrios. Onze anos que me permitiram perceber que, da forma como está estruturado, o SNS vai acabar por ruir.

As longas filas de macas que ocupam os corredores da urgência e que são escondidas nas visitas ministeriais, a escassez de material quando o ano civil se começa a aproximar do fim, a falta crónica de pessoal que obriga a que cada profissional de saúde tenha de trabalhar por dois ou três, o cansaço que se nota nas olheiras e na falta de paciência, os equipamentos informáticos obsoletos que avariam diariamente, a carga de trabalho administrativo que afasta as equipas das cabeceiras dos doentes, as remunerações que nos empurram, cada vez mais, para a cauda da Europa...

Mais cedo ou mais tarde, este modelo de SNS vai revelar-se insustentável e, quando chegarmos a esse ponto, será «um salve-se quem puder». A reestruturação dos cuidados de saúde em Portugal é emergente porque a manta de retalhos que cobre o SNS, diariamente costurada pelos seus profissionais, está a começar a romper-se. E ou esta reestruturação acontece de forma célere ou arriscamo-nos a ficar dependentes de seguros de saúde, num modelo sem universalidade que apenas interessará aos grupos privados e às companhias de seguros. Porque são estes os únicos que vão lucrar com esta política de avestruz que, perante os problemas, enterra a cabeça na areia.

Fingir que o SNS não está repleto de problemas não torna ninguém mais patriota ou mais defensor do ideal de saúde para todos. Pelo contrário, são os que têm a coragem de lhe apontar as falhas e sugerir alternativas os que, verdadeiramente, se preocupam com aquilo que mais importa: garantir que os portugueses terão sempre, e de forma universal, acesso aos melhores e mais avançados cuidados de saúde.

Foi por isso, e apenas por isso, que empurrei para a escuridão o meu primeiro instinto de recusar a participação neste livro. Estou aqui porque, enquanto enfermeira, tenho uma palavra a dizer. E porque acredito que mais do que ter um Serviço Nacional de Saúde suborçamentado e dependente da boa vontade dos seus profissionais, os portugueses merecem um Serviço Universal de Saúde financeiramente equilibrado, com profissionais motivados e dignamente remunerados e onde o foco, ideologias à parte, esteja sempre no utente e nas suas necessidades.

Quando recebi o convite para integrar esta obra com as minhas palavras, foi-me dito com toda a clareza que teria liberdade total para criticar o modelo proposto, para lhe apontar as vantagens e as falhas e que ninguém esperava que o fizesse numa perspectiva de gestora ou de economista que não sou. Sou enfermeira e sou livre. E é exactamente nesse papel e dessa forma que escreverei cada palavra.

2. Sobre o financiamento

Começo este segundo capítulo precisamente da mesma forma que terminei o anterior, ou seja, reforçando que não tenho qualquer formação na área da economia e que o único orçamento que giro é o meu orçamento doméstico. Ainda assim, enquanto conhecedora da realidade, há situações concretas que posso elencar e que são a prova cabal de que o nosso SNS padece de uma suborçamentação crónica que o impede não só de progredir como também de cumprir aqueles que serão os mínimos exigíveis em cuidados de saúde.

Recordo-me particularmente bem da transferência de um doente crítico que realizei para uma Unidade de Cuidados Intensivos (UCI) de um hospital de referência em Lisboa e que me deixou com a sensação de que existiam ali duas realidades paralelas: por um lado, naquela unidade, os profissionais dominavam as mais complexas técnicas dentro de uma área muito específica, mas por outro as seringas infusoras empilhavam-se em cima de cadeiras, as paredes tinham fendas e as manchas de humidade no tecto eram visíveis a olho nu. Técnicas de ponta? Com certeza. Profissionais treinados e com competência? Todos. Mas instalações físicas e equipamentos decentes? Nem pensar. Vou repetir para ter a certeza de que fica claro: as seringas infusoras, naquela unidade, estavam empilhadas em cima de cadeiras ao lado da cabeceira dos doentes.

E gabinetes de consulta sem ar condicionado? São demasiados. Perfeitos para as lipotimias de utentes mais frágeis que, em pleno Verão, não aguentam o calor apesar da ventoinha que o enfermeiro fez o favor de trazer de casa.

Num dos últimos anos em que trabalhei no SNS, estivemos, durante o mês de Novembro, sem seringas de 100 ml, as mais adequadas para a realização de lavagens vesicais aos utentes algaliados. Primeiro, porque pensámos que seria um problema resolvido em poucos dias, pedimos emprestadas aos outros serviços. Depois, quando se esgotaram, começámos a fazer, como se diz por aqui, verdadeiros «enxertos», que, apesar da boa vontade, não garantiam a manutenção da assepsia da técnica. Basicamente, o que fazíamos era adaptar seringas de 50 ml à extremidade do cateter urinário enquanto, com umas quantas compressas esterilizadas na mão não dominante, tentávamos «vedar» o circuito. E isto durou muito mais do que devia porque, aparentemente, o fornecedor não dispensaria mais seringas à instituição enquanto a dívida anterior não fosse saldada.

E nem falemos de aparelhos de radiologia obsoletos que têm de durar porque não há verba para serem substituídos ou de computadores que dão erro atrás de erro e que utilizam *softwares* que já não são deste tempo nem têm técnicos que os compreendam. Porque sei que, assim de repente, tudo isto parecem minudências. Mas são exactamente por serem minudências que as escolhi. É que quando faltam equipamentos tão simples como suportes de seringas infusoras e nem ao mais básico conseguimos dar resposta, é bastante óbvio que a saúde financeira do sistema está em estado crítico.

O nosso SNS, na sua organização actual, está absolutamente refém do Ministério das Finanças, de quem, qual filho menor, vai recebendo a «mesada». E ele até pode pedir mais, mas se a figura parental não estiver para aí virada, não há nada a fazer. A autonomia financeira do SNS é uma miragem e, tão grave quanto isto, a esmagadora maioria dos portugueses não faz ideia de quanto custa a saúde em Portugal.

Pagamos impostos, é certo. Também temos um Orçamento do Estado. Mas quantos de nós sabemos exactamente quanto dos nossos impostos serve para financiar o SNS? Tal como em muitos outros temas, a transparência é pouca no que toca ao financiamento da saúde pública em Portugal. E é urgente alterar este *modus operandi*, nem que seja para que os portugueses consigam perceber o descontrolo em que nos encontramos e que, a médio prazo, não existindo mudanças estruturais, nos empurrará para a insustentabilidade.

Neste ponto, a proposta apresentada nesta obra parece-me absolutamente adequada e não percepciono nenhuma outra que se configure tão eficaz. De forma muito simplificada, aquilo que se propõe é tornar o financiamento da saúde autónomo e independente do Ministério das Finanças, mas mantendo-o público. Aliás, importa reforçar, esta proposta defende de forma inequívoca a manutenção do financiamento público da saúde por ser a única forma de garantir que todos os cidadãos, independentemente da sua condição, têm acesso aos melhores cuidados disponíveis.

A proposta que à frente se apresenta é transformar o financiamento da saúde em algo semelhante ao da Segurança Social, tornando-a um subsector independente, com receitas próprias e independentes do Ministério das Finanças. Assim, cada um de nós descontaria mensalmente uma percentagem do seu vencimento, que, em vez de se perder no labirinto de contas do Estado, seria directamente alocada à saúde. E essa percentagem, bem como o valor correspondente, estaria descrita no recibo de vencimento, de forma a sabermos exactamente quanto descontámos para o sector da saúde em específico.

Obviamente, não foram esquecidos todos os cidadãos desempregados, população inactiva, crianças, refugiados ou outros que não possam contribuir através de uma taxa sobre o seu salário. Nesses casos, que fique claro, o Estado seria responsável pelo pagamento da taxa, garantindo que ninguém ficaria excluído do sistema. E é certo que esta contribuição pressupõe uma reconfiguração de impostos porque a ideia nunca será a de aumentar, ainda mais, a pressão fiscal sobre os portugueses.

A melhoria dos cuidados de saúde prestados aos portugueses terá necessariamente de passar pela autonomização da saúde e pelo fim da sua dependência do Ministério das Finanças. Não podemos ter a nossa saúde cativa de decisões de alguém que não conhece as necessidades reais de cuidados da população. E este processo será tão melhor quanto mais transparente e público.

Urge, de facto, dar o passo que nos permitirá transformar o SNS num subsector independente porque, enquanto tal não ocorrer, a nossa saúde está aprisionada. E num país desenvolvido a saúde terá sempre de ser livre.

3. Público *vs.* privado *vs.* social

Durante vários anos, na minha realidade profissional, encarei o Serviço Nacional de Saúde como uma espécie de entidade sagrada e intocável. Isto até perceber que, se não lhe tocarmos e lhe mantivermos este sacro estatuto, vamos acabar sem ele e apenas aqueles que conseguirem pagar um seguro de saúde terão acesso a cuidados de qualidade.

Note-se que, até hoje, sempre me recusei a fazer um seguro de saúde e que, durante todo o tempo em que trabalhei no SNS, por ter contrato individual de trabalho, nunca tive a possibilidade de beneficiar da ADSE. Sou, e sempre fui, utente do SNS. Os meus dois filhos, por opção própria, nasceram em hospitais públicos e acredito piamente que, à época, esta foi a melhor escolha. Talvez, inclusivamente, a mantivesse ao dia de hoje, ainda que com diferentes motivações. Mas, à medida que fui conhecendo os meandros do SNS, fui clarificando na minha cabeça uma ideia absolutamente central: o mais importante para os cidadãos não é ter um Serviço Nacional de Saúde, mas um Serviço Universal de Saúde.

Enquanto país, não temos estrutura para um SNS que funcione da forma que deveria. Para termos um serviço nacional fraco é preferível termos um serviço universal forte. E a grande diferença entre ambos é que um deles, por não estar sujeito a cegueira ideológica, admite agregar a si os prestadores privados e sociais.

Vou tentar explicar, de forma simples, aquelas que me parecem ser as grandes vantagens deste modelo, sendo que, não desesperem os mais impacientes, mais à frente enumerarei a lista de problemas que este modelo me levanta e que não estão ainda totalmente acautelados.

Mas antes de tudo isto permitam-me deixar registado aquele que é, talvez, o ponto principal de todo este documento: aquilo que se está a propor não é, de todo, um seguro privado para cada cidadão. Aliás, com este modelo, as companhias de seguros serão, porventura, as mais prejudicadas, e já explicarei porquê. Deixemos as comparações com os Estados Unidos da América lá longe porque, literal e metaforicamente, há um oceano que nos separa. Não existe, repito, não existe um único modelo de seguro de saúde, privado ou colectivo, que ofereça garantias de prestação de cuidados de saúde de excelência a todos os cidadãos sem excepção, independentemente dos seus rendimentos, antecedentes ou da gravidade da doença actual. Outro aspecto que importa desmistificar é que em nenhum ponto nesta proposta se fala em realização de seguros ou em contratos com seguradoras. Aqui a única coisa que se pretende é reestruturar o sistema actual tornando-o mais livre, menos centralizado, mais competitivo, mais eficaz e mais sólido.

Ao restruturar o modelo actual, agregando-lhe novos prestadores, aumentamos, de imediato, duas coisas fundamentais: a quantidade da oferta e a competitividade entre a mesma.

Há anos que o nosso SNS se debate com o problema das listas de espera seja para consultas ou para cirurgias. Soubemos, aliás, este ano, através de um estudo da Entidade Reguladora da Saúde, que só no Instituto Português de Oncologia o tempo de espera máximo das cirurgias oncológicas muito prioritárias foi ultrapassado em 68% dos casos. Além disto, a nível nacional, segundo dados disponibilizados pela Administração Central dos Sistemas de Saúde, três em cada dez portugueses com cancro esperam mais tempo pela cirurgia do que o legalmente previsto. E estes dois exemplos deviam bastar para fazer soar o alarme à população em geral.

Qualquer utente do SNS, independentemente da sua patologia, devia poder ser tratado em tempo útil sem enfrentar as condicionantes determinadas pelas listas de espera. E se no sector privado existem condições técnicas e humanas para realizar os procedimentos necessários, qual é a lógica de os manter fora da equação quando o reverso deste viés ideológico é piorar o prognóstico dos utentes?

No serviço universal que aqui se propõe, o utente, que desconta para este serviço, poderá sempre escolher onde e por quem deseja ser tratado, independentemente de falarmos de um hospital público ou privado. E este aumento da oferta de prestadores é a única forma real e eficaz de diminuir as famigeradas listas de espera que há anos são um problema no actual modelo.

4. Hospitais centrais *vs.* modelos de redes especializadas

Em Portugal, sempre tivemos hospitais de referência em algumas áreas. O Hospital Dona Estefânia, a Maternidade Alfredo da Costa, o Hospital Ortopédico de Outão... Podia enumerar dezenas de casos de bons hospitais na sua área de especialização que, ao longo dos anos, desenvolveram um trabalho reconhecido pela comunidade, mas que viram perdida a sua autonomia através da integração em grandes centros hospitalares, de gestão centralizada, que são muito mais dispendiosos e menos eficientes.

Esta centralização, contudo, não ocorreu sem um motivo concreto: cada vez mais a saúde funciona de forma multidisciplinar e faz sentido que as várias especialidades comuniquem entre si de forma próxima. Além disto, os meios complementares de diagnóstico são geralmente caros e, num serviço com orçamento limitado, não é possível que cada pequeno hospital tenha, por exemplo, um aparelho de ressonância magnética.

Na proposta aqui apresentada, preconiza-se a alteração do modelo dos grandes hospitais centrais e o retorno ao modelo de redes especializadas. E apesar de concordar que em termos de gestão esta medida possa fazer sentido, acredito que a mudança teria de ser gradual, porque não me parece que abandonar os grandes hospitais centrais seja prioritário, ou sequer possível, a médio prazo. O que me parece fazer mais sentido é a aposta nos Centros de Responsabilidade Integrados (CRI), que, de forma simplificada, criam pequenos hospitais dentro do hospital maior.

Os Centro de Responsabilidade Integrados já existem actualmente no SNS, ainda que num número pouco expressivo, e configuram-se como unidades de gestão intermédia com autonomia funcional que estabelecem um compromisso de desempenho assistencial e económico-financeiro por um período de três anos.

Sendo autónomos na sua gestão, conseguem estar mais focados nas necessidades reais dos doentes e são responsáveis por uma maior produtividade que serve, também, para combater as famigeradas listas e tempos de espera já aqui abordados. Em todos os que conheço, os profissionais trabalham mais motivados para alcançar os objectivos definidos. E isto acontece porque, felizmente, ao contrário do que sucede por sistema, com este modelo, o bom desempenho é premiado colectiva e individualmente.

Com uma autonomia muito superior a todos os outros serviços hospitalares, ainda que continuem a responder aos conselhos de administração, as decisões nestes centros são mais rápidas porque se eliminam etapas burocráticas. Além disso, a estratégia é muito mais adequada à realidade específica do serviço porque é delineada por quem, de facto, conhece os utentes, porque cuida deles, e os procedimentos, porque os executa. Isto permite, obviamente, uma muito melhor gestão dos recursos disponíveis, o que resulta num menor despesismo e elimina o descontrolo financeiro associado aos grandes hospitais centrais.

Para dar um exemplo prático, olhemos, por exemplo, para os dados disponíveis relativamente ao primeiro CRI constituído em Portugal, no Centro Hospitalar de Entre o Douro e Vouga, dedicado exclusivamente ao tratamento da obesidade. Tal como seria de prever, conseguiu-se, através deste centro, a redução do tempo de espera para a cirurgia de obesidade, que, em 2018, tinha inscritos 357 doentes e, em 2020, 216. Além disso, assistiu-se a uma maximização da capacidade instalada com o aproveitamento de um bloco operatório que funcionava muito pouco.

Então, sim, concordo que o modelo de gestão dos grandes hospitais centrais é insustentável do ponto de vista financeiro, mas receio que o retorno aos centros especializados não traga ganhos em saúde e acabe por dificultar as investigações diagnósticas e a realização de alguns exames complementares de diagnóstico. Neste caso, parece-me que assumir os grandes hospitais centrais e dividi-los em muitos pequenos hospitais no seu interior, os tais CRI, poderia ser uma melhor estratégia.

5. O lugar da ciência

Num SNS ou, neste caso, num Serviço Universal de Saúde com financiamento limitado, não podem caber práticas sem validação científica. Não faz sentido desperdiçar recursos em práticas cuja eficácia o método científico não possa comprovar. Imaginemos que um doente oncológico decide complementar o seu tratamento com recurso ao que, habitualmente, ainda que erroneamente, chamamos medicinas alternativas. Ora, os tratamentos preconizados por essas correntes, além de não validados cientificamente, podem inclusivamente interferir com, por exemplo, a quimioterapia, diminuindo a sua eficácia. Existem até casos em que os doentes optaram por abandonar os tratamentos convencionais e assumiram a «solução» fornecida pela pseudomedicina. Fará então sentido que a financiemos? Obviamente que não.

Enquanto profissional de saúde que baseia a sua prática na evidência, confesso que não entendo como é que é possível que alguns partidos insistam na inclusão de pseudociência num serviço que deve reger-se sempre pelo mais alto padrão de inovação científica. Como é evidente, em caso de doença, todas as pessoas capazes do ponto de vista cognitivo são livres de optar pelo que consideram melhor para si mesmas. E nesta proposta esta questão é salvaguardada, pois todos serão livres de procurar e recorrer às terapias que entenderem. O que acontece é que quem desejar esse tipo de «tratamento» deverá pagá-lo do seu próprio bolso, não podendo utilizar o dinheiro dos restantes contribuintes do sistema para alimentar um negócio que, sabemos, tem zero sustentação do ponto de vista científico.

Não falo de cor quando digo que estas técnicas de «medicina alternativa» não estão comprovadas cientificamente, aliás, poderia até dizer que muitas delas têm comprovada a sua ineficácia. Em 2010, por exemplo, uma revisão de literatura na base de dados Cochrane concluiu que a homeopatia não tinha maior eficácia do que os placebos. E esta conclusão foi corroborada em 2015, num mega revisão australiana que incluiu mais de 1800 artigos, sendo que, destes, apenas 225 cumpriram os critérios de qualidade necessários para a sua inclusão. Quanto a outras técnicas alternativas, as conclusões não têm diferido destas.

Na conjuntura actual, é um verdadeiro acto de coragem assumir uma postura pró-ciência e, de forma louvável, este modelo fá-lo.

Nunca como hoje, tivemos tanta informação ao nosso dispor. Contudo, inacreditavelmente, em muitos aspectos, parecemos ter recuado séculos com a aceitação de tratamentos baseados em crenças e hipóteses nunca validadas. Mas o serviço de saúde dos portugueses, pago por cada um de nós, não pode nem deve ser conivente com o obscurantismo e o negacionismo dos benefícios da ciência. A mesma ciência que nos deu os antibióticos, as vacinas e que contribuiu sobremaneira para que a esperança média de vida aumentasse mais de dez anos em meio século.

6. A organização

Nos últimos meses, a descentralização de competências tem estado na ordem do dia, sendo que a área da saúde tem sido uma das que mais dúvidas e inquietações vem suscitando às autarquias, seja pelos valores envolvidos seja porque, de facto, estamos perante aquilo a que podemos chamar uma pseudodescentralização.

Se consultarmos o artigo 2.º do Decreto-Lei n.º 23/2019, depressa percebemos que as competências que se transferem estão quase totalmente centradas na manutenção de edifícios e de equipamentos, sendo que a única excepção a esta regra é a gestão dos trabalhadores inseridos na carreira de Assistente Operacional. É verdade que na última alínea do artigo existe uma referência à parceria em programas de educação para a saúde, mas cuja definição, segundo se subentende, continuará a ser da responsabilidade do poder central.

As autarquias preparam-se assim para assumir responsabilidades dispendiosas, mas que não terão qualquer poder na melhoria concreta dos cuidados prestados aos utentes. Porque tudo o que se relaciona com organização continua centralizado na «capital do reino».

Na proposta que aqui se apresenta, o que se propõe é francamente inovador porque permite que a qualidade do serviço prestado aumente ao mesmo tempo que aproxima responsáveis, financiadores (cada um de nós) e prestadores (todos os meios disponíveis). Não valendo a pena explicar pormenorizadamente a ideia, pois essa está perfeitamente descrita mais à frente neste livro, importa realçar alguns pontos relevantes, sendo que o primeiro e mais importante de todos é o facto de que cada utente poderá escolher o seu prestador de cuidados de saúde de entre os sete que o sistema propõe.

O que teríamos, com este modelo, seria uma espécie de país com cinco mini-SNS (cada um a corresponder às actuais Administrações Regionais de Saúde) que poderiam concorrer entre si e que não estariam restritos à zona geográfica da sua sede. Cada um destes mini-SNS teria, obrigatoriamente, de disponibilizar ofertas em várias áreas identificadas, sendo que estas poderiam estar dispersas pelos sectores público, privado e social, uma vez que, para o utente, o custo seria exactamente igual.

Imaginemos, por exemplo, e notem que este exercício é totalmente fictício, que, numa reforma que adoptasse este modelo, a Administração

Regional de Saúde do Alentejo se constituiria como um destes mini-SNS. Seria então possível que mantivesse em funcionamento, e até reforçasse, nas suas valências mais necessárias, os seus dois hospitais distritais (Beja e Portalegre) e o seu hospital central (Évora). Mas a sua capacidade, por não estar refém de ideologias, seria tão maior que poderia agregar aos seus serviços, por exemplo, um hospital privado ou social de Évora a quem seriam contratadas, digamos, 200 camas de cuidados continuados que, assim, ficariam disponíveis para qualquer cidadão num número bastante superior ao actual. Poderia ainda, porque a rede de cuidados dentários actuais no SNS é fraca, agregar duas grandes clínicas dentárias como prestadoras de serviços aos seus utentes. E aqui deixaríamos, provavelmente, de necessitar de seguros de saúde dentária porque já conseguiríamos aceder a serviços de qualidade na nossa própria rede universal. Imaginem que seria até possível contratar à Cruz Vermelha um grande hospital de cuidados paliativos bem como equipas que se deslocassem para realizar este serviço na comunidade. Seria possível optimizar tanto a organização actual que poderia inclusivamente arrendar-se a um qualquer grupo privado as instalações do hospital de Elvas e transformá-lo num grande centro de referência em reabilitação, algo que, até à data, não existe no Alentejo.

Claro que tudo isto não passa de um exercício de suposição, mas a verdade é que no modelo proposto os recursos disponíveis aumentam consideravelmente porque nenhum prestador é excluído só por ser privado ou social e a contribuição do cidadão é sempre a mesma, descontada do seu salário pela entidade patronal. Nenhum utente do SNS português actual, salvo casos de ideologia marcada, quer saber se o seu familiar em estádio terminal tem vaga numa unidade de cuidados paliativos gerida pelo público ou pelo privado. O que todos querem é que essa pessoa tenha acesso aos melhores cuidados disponíveis e seja tratada com dignidade, humanismo e de acordo com as melhores práticas. E, de preferência, que não tenha de aguardar por uma vaga enquanto, em casa, sofre com uma dor insuportável.

A propósito disto mesmo, deixem-me relatar-vos o caso recente de uma utente em fase terminal de um cancro da mama, com metástases pulmonares, ósseas e cerebrais, que recebi no lar porque a família, desesperada, não conseguia mais cuidar dela. A utente até já tinha sido referenciada para internamento em cuidados paliativos, mas as vagas não apareciam e a dor, permanente, era mais intensa a cada dia.

Uma estrutura residencial para apoio à pessoa idosa está longe de ser um prestador de cuidados de saúde, mas ainda assim tivemos de aceitar a utente para aliviar a carga da família que vivia um sofrimento devastador. E é impossível alguém acreditar que esta família, no meio do desespero, iria recusar uma vaga em paliativos só porque estes eram geridos por uma entidade privada. Porque tudo o que esta família queria para a sua ente querida era conforto, carinho e analgesia que lhe permitissem, no caso, partir de forma digna. Infelizmente, por falta de resposta da rede, isto nunca aconteceu. Então, sim, em 2022 ainda temos quem morra em sofrimento por falta de acesso a cuidados paliativos, que não existem por falta de verbas e de recursos no SNS e que, por cegueira ideológica, os sucessivos governos teimam em não contratar a outros prestadores.

Cada vez mais, aquilo que noto na prática é que quem tem seguro de saúde acaba por ter acesso a serviços que a população que, como eu, recorre apenas ao SNS não tem. E, na realidade financeira do nosso país, só existe uma forma de acabar com esta discrepância, que, acreditem, não passa por criar um seguro de saúde para cada português, como tal, não é nada disso que aqui se propõe.

Fazer com que todos os cidadãos tenham acesso ao mesmo nível de cuidados de saúde implica, acima de tudo, reformular a organização do sistema. O modelo aqui desenvolvido, além de aumentar a oferta, promove a concorrência, essencial para o aumento da produtividade e para a melhoria dos serviços, sem excluir nenhum cidadão. Repito o que já antes referi: todos os cidadãos que não puderem «descontar» para o Serviço Universal de Saúde (crianças, refugiados, desempregados...) verão esse desconto ser realizado pelo Estado. E novamente: o desconto para o Serviço Universal de Saúde não implicaria um aumento de carga fiscal.

Conhecendo os problemas actuais do SNS, foram salvaguardados neste modelo alguns sectores mais frágeis que, por falta de escala ou por assimetria de informação, continuariam a ser geridos e financiados centralmente. Entre eles encontramos, por exemplo, as redes de saúde pública, de doenças raras e de saúde mental.

7. Os cuidados de saúde primários

Os cuidados de saúde primários, que atravessam hoje um período de crise no nosso país, são o pilar fundamental sobre o qual assenta a saúde de todos os indivíduos e, se funcionarem de forma correcta, sabemos que podem cobrir a maioria das necessidades de saúde de uma pessoa durante toda a sua vida, incluindo a prevenção, o tratamento e a reabilitação. É por isto que, em qualquer modelo credível, têm de configurar-se como uma aposta muito forte, sendo que devem sempre, independentemente do tipo de organização, corresponder à porta de entrada no sistema de saúde.

Neste modelo fica claro que os cuidados de saúde primários terão de obedecer sempre às competências nucleares determinadas pela World Organization of National Colleges, Academies and Academic Associations of General Practitioners/Family Physicians (WONCA). A principal diferença relativamente ao modelo actual é que, novamente, os seus prestadores podem ser públicos, privados ou do sector social. E quais as vantagens que trará este aumento de prestadores?

Hoje, em 2022, existem cerca de 1,3 milhões de portugueses sem médico de família, o que significa que mais de 10% da população nacional tem fechada a porta de entrada no SNS. Num país que precisa urgentemente de aliviar a carga sobre os serviços de urgência hospitalares, esta situação torna-se ainda mais grave. Porque é muito fácil criticar os utentes por chegarem ao hospital sem passarem primeiro pelo médico de família. Difícil é encontrar solução para os casos em que esse médico de família não existe.

Contava-me uma colega que trabalha num serviço de urgência pediátrica que uma mãe esperou mais de quatro horas para que a filha de 14 meses fosse observada na urgência. Chamaram-na já perto da 1h da manhã. A urgência? Um exsudado ocular que a mãe não sabia se seria normal ou se poderia ser sinónimo de conjuntivite. A criança tinha zero queixas. E quando lhe perguntaram porque não tinha ido antes ao médico de família em vez de se deslocar ao hospital, a mãe da criança limitou-se a responder «arranjem-me um médico de família que eu vou já ter com ele amanhã».

Sabemos que, até 2024, cerca de 1700 médicos de família atingirão a idade da reforma. E dos 1500 especialistas que se formarão neste período, na melhor das hipóteses, o SNS reterá 70%, pois, cada vez mais, os jovens especialistas emigram ou optam pelo sector privado. Não é preciso, portanto, ser-se entendido na área da saúde para perceber que podemos esperar um aumento do número de portugueses sem médico de família nos próximos anos. E se a situação já era má, o actual Ministério da Saúde decidiu dar-lhe uma espécie de machadada final com a estratégia que encontrou para ludibriar esta questão — e notem, por favor, que eu escrevi ludibriar e não resolver: atribuir listas de utentes a médicos indiferenciados (sem especialidade) desrespeitando assim os princípios básicos da formação em Medicina Geral e Familiar e ostracizando, ainda mais, todos os especialistas e internos da especialidade.

A solução para o desmesurado número de portugueses sem médico de família não pode passar por colocar um penso rápido em cima da ruptura de uma artéria. O que é necessário fazer é aproveitar estes especialistas no local onde se encontram, contratando a sua prestação em clínicas privadas, que, com o novo modelo, e cumprindo todas as especificações necessárias, passarão a integrar o Serviço Universal de Saúde e a estar disponíveis para todos os portugueses que assim o desejem. Mais uma vez: aumento da oferta sem aumento dos custos para os utentes, com a vantagem de cada português poder escolher o seu médico de família dentro do subsistema que decidir integrar.

Apenas uma nota final sobre esta matéria para referir que faz todo o sentido que os utentes encaminhados pelo seu médico de família para consultas de especialidade (podendo escolher onde ser consultados e por quem) estejam isentos do pagamento de taxas moderadoras. Taxas essas que se manterão sempre que os utentes procurarem uma consulta de especialidade de forma directa sem passagem prévia pelos cuidados de saúde primários, que, acredito, funcionando de forma concorrencial e mais alargada, poderão diminuir, e muito, a pressão hospitalar no nosso país.

8. As ausências

Apesar de considerar o modelo proposto bem pensado e estruturado de uma forma cuidada, onde encontramos referências muito importantes em matérias particularmente sensíveis como a dos cuidadores informais ou a das doenças raras (com respectivos medicamentos órfãos), este plano não refere uma única vez aquela que a Organização Mundial de Saúde preconiza como uma das abordagens mais sustentáveis para a prestação de cuidados a uma população cada vez mais envelhecida, com maior esperança média de vida e múltiplas comorbilidades em caso de doença aguda: o internamento domiciliário.

É expectável que, ao apontar esta crítica, me seja respondido que esta modalidade de internamento estará contida na rede de cuidados secundários e de especialidade, contudo, pela sua pertinência, acredito que deveria ter sido explorada neste documento. Como é que os autores deste modelo encaram a hospitalização domiciliária? Os prestadores contratados seriam obrigados a fornecer este serviço tão importante num país envelhecido como Portugal e onde as estruturas hospitalares experimentam uma pressão constante?

Sabemos hoje que, quando falamos de idosos ou de pessoas com deficiência, a abordagem orientada para a doença não é, de todo, a mais adequada. O internamento domiciliário configura-se, assim, como a grande alternativa sustentável para evitar internamentos desnecessários e para manter os indivíduos o máximo de tempo possível na companhia da sua família e integrados nas suas comunidades. Além disso, esta seria uma forma muito provável de diminuir o número de macas espalhadas pelos corredores das urgências hospitalares, onde utentes idosos aguardam, muitas vezes vários dias e sem quaisquer condições que garantam a sua dignidade, por vaga nos serviços de internamento.

Enquanto enfermeira, e mais preocupada com soluções práticas para os problemas actuais do que com financiamentos e questões económicas (sem, contudo, desvalorizar a sua máxima importância), a não-referência ao internamento domiciliário, que, pelas alterações demográficas e sociais, será a grande solução num futuro próximo, parece-me o maior lapso deste plano.

9. Querem acabar com o SNS

Quantas e quantas vezes, nos últimos tempos, ouvi esta frase dita por pessoas que nunca perderam dois minutos a considerar que existem, de facto, outras formas de garantir um serviço de saúde que abranja todos os cidadãos, mas que, ao contrário do actual, sejam exequíveis do ponto de vista financeiro?

Se, como bónus, essas novas abordagens trouxerem cuidados de saúde mais céleres e de maior qualidade, então, confesso, não entendo a revolta.

Repetirei as vezes que forem necessárias que sempre defendi o Serviço Nacional de Saúde. Mas sei, neste momento, que o ponto em que nos encontramos é de ruptura e que a insustentabilidade total se encontra ao virar da esquina. O SNS, da forma como sempre o conhecemos, com as suas múltiplas virtudes e defeitos, está a ruir. E se ainda não colapsou foi pelo esforço dos profissionais que, de camisola vestida, vão tentando adiar o inevitável.

Faltam médicos de família, os tempos de espera para cirurgia ultrapassam as recomendações, as urgências hospitalares tornaram-se barris de pólvora e, um pouco por todo o país, há escalas por preencher e profissionais a fazer horas em excesso que se acumulam numa espécie de contagem interna.

Urge repensar o sistema. E se o actual modelo de SNS não consegue garantir os cuidados de saúde dos portugueses, pois que o reformulemos e encontremos forma de nenhum português ficar de fora, sem que, para isso, tenha de pagar por um seguro de saúde, como já o fazem quatro milhões de cidadãos nacionais.

Defender um verdadeiro serviço de saúde, igual para todos os portugueses sem excepção, com financiamento transparente e utilização de todos os recursos disponíveis, está longe de significar abandonar as pessoas. Desejar um serviço de saúde forte, competitivo e célere que sirva cada um de nós de igual forma, independentemente da nossa capacidade financeira ou da nossa condição de saúde prévia, é, parece-me a mim, o mais natural.

Conhecemos a realidade do nosso país. Sabemos, queiramos ou não admiti-lo, que o nosso SNS não é sustentável durante muito mais tempo. E se nos deixarmos ficar, se nada fizermos, um dia nada teremos. Porque, ao contrário do que muitos tentam fazer passar, é assim, pela inércia, que nos aproximamos do modelo americano onde ou temos seguro de saúde ou definhamos à espera.

A realidade do nosso país mudou. É urgente que nos adaptemos. E uma das primeiras adaptações terá mesmo de acontecer aqui, no sistema de saúde dos portugueses, que, com esta proposta, se multiplicará. Mas que nunca dividirá ou excluirá ninguém.

Analisemos, sem preconceitos, a proposta que aqui se apresenta. E talvez, surpreendidos, percebamos que existem diferentes caminhos para chegar ao mesmo destino. Caminhos que permitam construir um serviço de saúde sustentável, que mantenha a sua universalidade e que traga, de facto, melhorias reais para a saúde dos portugueses.

SNS: DESAFIOS DE SAÚDE DE HOJE E DE AMANHÃ

Nadim Habib[1]

Sistema de saúde mais simples e significativamente mais ágil

Nos 40 anos decorridos desde a criação do Serviço Nacional de Saúde (SNS), o Sistema de Saúde Português (SSP) tem gerado melhorias significativas na saúde e na qualidade de vida dos portugueses, com resultados favoravelmente comparáveis com outros sistemas de saúde. Os progressos assinaláveis observados durante esse período nos principais indicadores de saúde, como sejam a esperança média de vida, a mortalidade prematura, a mortalidade infantil, ou a prevalência de doenças infecciosas, permitem que o sistema de saúde português apresente resultados ao nível de países mais desenvolvidos.

Não obstante as conquistas importantes do SNS, a última década tem sido muito mais desafiante. O SNS desenhado nos anos 70 permitiu resolver muitos dos problemas da saúde no passado, mas está pouco preparado para enfrentar os desafios de saúde de hoje e de amanhã.

Primeiro, o elevado desenvolvimento científico, tecnológico, social e económico verificado nas últimas décadas espoletou uma transição epidemiológica. Assistimos, ao longo das últimas décadas, a um aumento progressivo da esperança média de vida dos cidadãos e da prevalência de doenças não transmissíveis. Na verdade, muito antes da pandemia da covid-19, estava já em curso uma outra pandemia silenciosa, responsável por mais de 70% das mortes prematuras em Portugal: a pandemia das doenças de estilo de vida. Ao contrário da covid-19, essa pandemia já dura

[1] Professor universitário, especialista em gestão de saúde, estratégia e inovação.

há décadas e, se queremos combatê-la, são urgentes mudanças estruturais no SNS tal como o conhecemos. Portugal é hoje um país envelhecido, com uma carga de doença mais pesada, e o seu sistema de saúde enfrenta mais doenças crónicas e doentes com mais comorbilidades.

Segundo, o sistema de saúde continua organizado com base numa lógica de planeamento centralizado, com instituições centrais (que governam e regulam o sector público, privado e social), instituições intermédias (Administrações Regionais de Saúde que fazem a ponte entre os órgãos de gestão central) e entidades prestadoras de cuidados de saúde às populações, gerando uma complexidade desnecessária e consequente entropia na tomada de decisão. Num mundo de evolução científica acelerada, com uma população mais qualificada a necessitar de cuidados personalizados e próximos, é necessário um sistema de saúde mais simples e significativamente mais ágil.

O SNS está desenhado e organizado para desafios que já não existem e, consequentemente, tem dificuldade em lidar com os desafios que enfrenta hoje.

Existem desafios de acesso: um número significativo de portugueses tem acesso limitado a serviços de saúde. Existem desafios de eficiência num sistema aparentemente incapaz de gerar melhorias de produtividade que permitam libertar recursos para investimentos críticos. Um sistema sem capacidade de melhorar o acesso e a produtividade enfrenta naturalmente desafios sérios ao nível do financiamento, o que, por sua vez, acaba por tornar o sistema pouco atraente para o talento tão necessário ao cumprimento da sua missão.

A urgência está diagnosticada, é clara e consensual — melhorar a capacidade de resposta do Sistema Nacional de Saúde é imprescindível para que este cumpra a sua missão.

Por entre todos os debates sobre o futuro do Sistema de Saúde Português (SSP), a ideia que mais reúne consenso é a da existência premente de uma necessidade de mudança estrutural significativa.

Este documento assume uma abordagem arrojada à mudança estrutural, que levanta dois desafios: primeiro, questiona-se se o actual, e extremamente complexo, sistema é ou não capaz de mudança desta dimensão; e segundo, se as próprias recomendações aqui apresentadas são capazes de alcançar os objectivos pretendidos. Qualquer solução que vise a mudança estrutural necessitará de, em última análise, reunir um nível de consenso político significativo para poder vingar. Consenso que deve ser construído com base num diálogo aberto e construtivo. Nesse sentido, este documento é uma contribuição positiva, permitindo desafiar o pensamento tradicional e dar azo a novas ideias tão necessárias para o desenvolvimento de um sistema preparado para os próximos 40 anos.

Não é nossa ambição, neste momento, dar uma opinião sobre o documento, nem sobre as ideias nele discutidas. Este contributo gira em torno de cinco áreas-chave que qualquer mudança estrutural teria de endereçar e, sem as quais, qualquer tentativa de mudança resultaria em fracasso, não obstante a qualidade dos ideais que a compõe.

1. Acelerar o investimento em infra-estruturas, tecnologias e pessoas

O subinvestimento crónico em infra-estruturas, tecnologias e pessoas degradou a capacidade de prestar o nível necessário de cuidados de saúde. Apesar de alguns esforços para atribuir mais verbas à Saúde, a realidade da última década tem sido a quebra sistemática das «promessas» relacionadas com o financiamento. O efeito cumulativo debilitou gravemente os activos do SNS e colocou (ainda) mais longe os objectivos essenciais: melhorar a *performance* do sistema, a motivação dos profissionais e a experiência do doente.

A próxima década deve ser marcada não só pela retoma, mas também pela aceleração do investimento, de forma a assegurar que tanto o património do SNS como a confiança na sua capacidade de responder e cuidar são restaurados.

2. Reconfigurar os modelos de prestação de cuidados de saúde para assegurar agilidade e capacidade de resposta localizada

Optimizar os percursos de tratamento significa aceitar que não há uma única forma, solução, abordagem ou perspectiva.

As equipas locais devem ter a capacidade e a autonomia para desenhar e implementar uma combinação de modelos de prestação de cuidados de saúde, permitindo uma reavaliação da trajectória do doente, de acordo com as suas necessidades.

Esta flexibilidade implica uma articulação eficiente com o sistema de cuidados de saúde primários, para assegurar respostas centradas no doente, e também a criação de uma rede nacional de clínicos, investigadores e equipas médicas, com escala suficiente para se tornar interessante e potenciar aprendizagens e melhores práticas. Tal não pode ser posto em prática por equipas e sistemas centrais, devendo emergir localmente, garantindo a agilidade e a autonomia necessárias.

3. Autonomia financeira com estratégia, gestão e *governance* mais fortes

Para que as equipas locais consigam desenhar e implementar estratégias de prestação de cuidados de saúde, as políticas de controlo financeiro excessivas e centralizadoras devem ser reduzidas ou mesmo eliminadas.

As políticas financeiras que caracterizaram a última década (cativações, aprovações obrigatórias pelo Ministério das Finanças, etc.) não só minaram as hipóteses de o sistema de saúde cumprir com as suas promessas, como, igualmente preocupante, geraram uma incerteza que transformou o planeamento a médio e longo prazo numa missão impossível. Com planos irrealistas e uma gestão sem autonomia, não foi possível apostar num sistema de saúde robusto e com capacidade de resposta. A remoção destas limitações permitiria um modelo de *governance* mais transparente e com melhores práticas de gestão, como por exemplo a eleição de Direcções Clínicas e o envolvimento de profissionais de saúde no planeamento estratégico e na gestão das respectivas unidades.

Em última análise, esta mudança de paradigma possibilitaria a construção de métricas mais adequadas para monitorizar a prestação de cuidados de saúde e os respectivos resultados.

4. Uma saúde assente em ciência

Apesar de as discussões sobre a sustentabilidade dos sistemas de saúde assumirem, na generalidade, uma perspectiva financeira ou de gestão, a realidade é que o progresso da Saúde, em geral, está ancorado na capacidade de converter o conhecimento científico em tratamentos que melhorem os resultados da saúde. A ciência além de sustentar o processo de tomada de decisão também serve de enquadramento para a discussão e disseminação de melhores práticas e reflexões.

Nas últimas décadas, contudo, vários têm sido os desafios quanto ao papel da ciência no Sistema de Saúde português.

Primeiro, como consequência da aceleração e fragmentação do próprio progresso científico, tornou-se um desafio, para os profissionais e para os sistemas de gestão, assegurar o alinhamento contínuo com as melhores práticas e aprendizagens. Em organizações muito centralizadas, isto resulta em processos de tomada de decisão mais lentos, com repercussões nos resultados médicos, nos custos e no progresso.

Adicionalmente, como consequência da realidade financeira em que o SNS opera, criou-se um ambiente predominantemente pobre em recursos, sobrando pouco tempo e dinheiro para o trabalho científico. Os profissionais de saúde têm, muitas vezes, de encontrar tempo para a ciência fora do seu horário de trabalho, o que resulta frequentemente em *burnout*, ambiguidade e tomada de decisão lenta, a nível organizacional, e em incerteza, a nível pessoal.

Finalmente, devido à fragmentação da estratégia e do planeamento científico, não há uma ligação coerente entre a investigação científica e os desafios estruturais que o sistema de saúde em Portugal enfrenta. Muita da investigação aplicada em saúde resulta de iniciativas individuais, mais do que de uma estratégia lógica e plurianual, que poderia assegurar não só um melhor conhecimento científico, mas também a sua disseminação de forma regular e estruturada.

É imperativo garantir que os profissionais de saúde têm tempo dedicado à persecução da aprendizagem e a projectos científicos. Isto será fundamental para garantir não só que o conhecimento e a ciência continuam a evoluir, mas que tal acontece de forma estruturada e coerente. Como parte desta nova estrutura para a ciência, todos os programas e planos deveriam ser sujeitos a uma avaliação contínua e regular e serem considerados mecanismos para a partilha e discussão dos resultados e conclusões científicas.

Para assegurar uma maior ênfase na formação, com vista à investigação aplicada, e garantindo a disseminação das boas práticas a todo o sistema, será crucial garantir mais incentivos de carreira para a ciência. Esta formação deve ser sustentada através de redes de partilha de conhecimento e de colaboração científica, cujo desenvolvimento é necessário. Por último, as actividades de investigação devem ter um papel importante nas decisões de progressão de carreira e de reconhecimento.

5. Talento e Sustentabilidade

Nenhum plano para a saúde pode ignorar o papel central que os profissionais de saúde têm na garantia de uma prestação de serviços de saúde de qualidade e na evolução do sistema.

Tornam-se críticas três áreas de intervenção. Primeiro, a necessidade de proporcionar aos profissionais de saúde perspectivas realistas de uma carreira com algum grau de previsibilidade. Isto inclui, por exemplo, uma remuneração competitiva, ou oportunidades de crescimento, de aprendizagem e de desenvolvimento profissional. Ao longo da década passada, e em consequência da limitação de recursos do sistema de saúde, verificou-se um aumento significativo de trabalho administrativo alocado aos médicos, menos estabilidade nas equipas e menos formação vocacionada para os enfermeiros. Ademais, deixou-se para «mais tarde» a importância dada às *soft skills* e ao trabalho de equipa do pessoal auxiliar. Tudo isto, juntamente com a estagnação salarial, resultou numa combinação explosiva de excesso de horas de trabalho, decréscimo de produtividade e aumento exponencial da frustração e desmotivação dos profissionais de saúde.

A segunda dimensão que deve ser endereçada é o baixo nível de autonomia que muitos profissionais de saúde têm relativamente à gestão e estratégia das suas equipas. Consequentemente, há pouca capacidade para ajustar as práticas às necessidades locais, e a introdução de práticas inovadoras é tendencialmente mais difícil. Estes factores não só geram um efeito negativo na motivação dos profissionais de saúde, como também constituem uma barreira à adopção e disseminação de potenciais boas práticas dentro do sistema de saúde.

O envolvimento de profissionais de saúde na formulação estratégica e planeamento da prestação de cuidados de saúde, bem como no recrutamento, gestão e liderança das suas equipas, é crucial para melhorar os resultados e a inovação.

O foco da terceira dimensão deve ser proporcionar aos profissionais de saúde carreiras desafiantes e estruturadas. É essencial que estes profissionais possam planear o seu percurso de aprendizagem e comprometer-se, contribuindo, assim, para a consolidação e sustentabilidade do talento dentro do Sistema de Saúde.

A estruturação das carreiras deverá passar por introduzir níveis salariais mais competitivos e regularmente ajustados às condições económicas e ao mercado. Deverão ser instituídos rácios adequados de *staff* por serviço, de acordo com as melhores práticas internacionais, permitindo uma melhor distribuição do talento e, consequentemente, níveis de produtividade mais altos. Finalmente, todos os profissionais de saúde devem ter acesso a um plano de formação que permita o seu desenvolvimento consistente e que lhes providencie aconselhamento e outras formas de apoio para mitigar o *stress* e o *burnout*.

6. Nota final

A proposta que aqui se apresenta altera profundamente a solução que temos vivido no SNS. Se conseguirá dar resposta ao (1) envelhecimento e doentes crónicos e à abordagem assistencial; (2) a uma gestão menos centralizada e menos complexa; e (3) resolver o financiamento e a gestão de recursos, só o tempo o dirá.

Igualmente o tempo julgará a essência e a suficiência desta reforma. Sendo certo que os severos constrangimentos financeiros e as dificuldades sentidas nos últimos meses e anos irão obrigar a repensar o sistema de protecção de saúde, é urgente um debate profundo antes que as restrições sentidas alterem de forma significativa a forma como partilhamos esta responsabilidade social/colectiva.

UMA PROPOSTA LIBERAL PARA O SISTEMA DE SAÚDE PORTUGUÊS[1]

ALEXANDRE LOURENÇO[2]

A missão de qualquer sistema de saúde passa por maximizar a obtenção dos seus objetivos (ajustados pela importância relativa que cada país atribui a cada um dos objetivos), que são condicionados por fatores de contexto que influenciam a capacidade para os atingir (*e.g.*, níveis de rendimento e educação, fatores culturais e políticos). Genericamente, têm sido comummente aceites como objetivos dos sistemas de saúde: 1) saúde (nível e equidade); 2) capacidade de resposta (para com as expectativas não médicas da população); e 3) proteção financeira e equidade na distribuição da carga contributiva (WHO, 2000). No limite, o desempenho do sistema de saúde não difere de outros, estando dependente dos insumos disponibilizados e da capacidade de os transformar em resultados.

Como em qualquer outro sistema, o desempenho está dependente dos recursos disponibilizados e da sua transformação em resultados. A propósito da publicação do *Health at a Glance 2021*, publiquei um artigo de perspetiva em que dava nota das sérias dificuldades do sistema de saúde português em cumprir qualquer um dos objetivos enunciados, referindo mesmo que muitos se têm deteriorado (Lourenço, 2022). Os enormes desafios que enfrentamos obrigam a uma reflexão profunda e baseada em conhecimento. «Cabe-nos a nós refletir e agir, sem preconceitos.» (Lourenço, 2022).

[1] Por vontade do autor, este capítulo segue o Acordo Ortográfico de 1990.

[2] Administrador hospitalar no Centro Hospitalar e Universitário de Coimbra e Professor Auxiliar Convidado na Escola Nacional de Saúde Pública — Universidade Nova de Lisboa.

A proposta da Iniciativa Liberal (IL) tem o mérito de contribuir para esta reflexão, explicitando algumas ideias interessantes para repensar o sistema de saúde português. Contudo, compreendendo-se que este é um documento generalista, não posso deixar de comentar que em muitos aspectos se constata uma sobressimplificação conceptual de análise e de proposta que merecem melhorias, mesmo dentro do quadro político em que se insere. A título de exemplo, iniciar a discussão quanto ao modelo de organização do sistema de saúde através da classificação Beveridge/Bismarck limita a análise a um quadro conceptual ultrapassado e condiciona a proposta face ao cumprimento dos objetivos do sistema de saúde (WHO, 2010). Importa dar nota de que, do ponto de vista técnico, não existe nenhum sistema bismarckiano puro, tendo este evoluído para sistemas de financiamento mistos. Adicionalmente, importa reconhecer que o sistema português cada vez menos tem características de base beveridgiana. Por outro lado, pode-se cair na armadilha criada por alguns quadrantes ao longo dos anos através da argumentação de que manter a prestação de cuidados de saúde exclusivamente pública obedece ao modelo beveridgiano, sendo qualquer outra solução uma heresia. Além de ser tecnicamente incorreto — a título de exemplo, o modelo inglês sempre considerou os médicos de família como profissionais liberais e não funcionários públicos, como em Portugal —, procura-se confundir fontes de financiamento com organização da prestação de cuidados, perpetuando o *statu quo* e limitando a evolução do sistema de saúde. Ou seja, um sistema financiado por impostos gerais é compatível com a prestação privada de cuidados de saúde, tal como um sistema de seguro social é compatível com a prestação pública e mesmo concorrencial. Uma vez que qualquer uma destas tipologias pode cumprir pior, ou melhor, os objetivos do sistema de saúde, a questão-chave não é a catalogação, mas sim perceber se os problemas do atual sistema serão resolvidos pelas políticas propostas. Assim, desenvolvo a minha análise tendo como base as funções do sistema de saúde, medindo de que forma as propostas apoiam ou complicam o cumprimento dos objetivos deste.

A proposta da IL centra a sua atenção numa das quatro funções dos sistemas de saúde: o financiamento; sendo pouco explícita quanto às restantes três — prestação de cuidados de saúde, supervisão (governação/liderança), geração de recursos humanos e equipamentos. Apesar de todas as funções serem interdependentes, a minha análise focar-se-á no nível do financiamento.

O financiamento da saúde é muito mais do que arrecadar e consumir recursos financeiros. É também uma questão de quem paga, quando paga e como o dinheiro é gasto. Para facilitar a análise da proposta, a função de financiamento do sistema de saúde é subdividida em: 1) angariação da receita; 2) mutualização; 3) compra de serviços; e 4) definição de benefícios. Como se verificará ao longo da análise, estas divisões não são estanques.

Angariação da receita

Ao nível da angariação da receita, a IL propõe contribuições individuais associadas ao salário, admitindo-se, a título transitório, uma consignação do total da receita fiscal para a saúde. Admite-se ainda a existência de «franquias, copagamentos ou taxas moderadoras». A proposta é pouco clara sobre o modelo de taxação (*e.g.*, progressivo, *flat-rate*). O facto de taxar os rendimentos provenientes do trabalho trará problemas em termos de equidade do financiamento do sistema. Esta constatação tem conduzido vários países com modelos de seguro social a evoluir para financiamentos mistos, através da taxação do rendimento total e da contribuição por parte dos empregadores. Esta última, a ser introduzida em Portugal, poderia criar custos adicionais no trabalho, com impacto potencial na criação de emprego. Outro problema que tem sido observado em modelos dependentes da taxação sobre os rendimentos do trabalho é a quebra da receita em momentos de crise económica e de aumento do desemprego. Vários países têm procurado criar automatismos para estabilizar o financiamento do sistema através de transferências automáticas provenientes do orçamento do estado. Contudo, esta medida regressa ao financiamento através de impostos gerais, contribuindo para o aumento da pressão fiscal em situações de fragilidade do Tesouro, devido à redução da receita fiscal. Seria importante perceber se a consignação de impostos gerais, conforme proposto como medida transitória, não cumpriria os objetivos traçados pela IL em termos de responsabilização dos beneficiários sobre a despesa em saúde.

Considerando-se uma alternativa ao modelo de financiamento do Serviço Nacional de Saúde — financiado através de impostos gerais —, a proposta não aborda outros modelos de angariação de receita como os subsistemas de saúde (apesar da crítica explícita à ADSE, não se propõe a sua extinção ou de outros subsistemas públicos ou privados), fundos da Segurança Social, ou seguros privados. A fragmentação das fontes de financiamento e mutualização limita a capacidade do sistema de cumprir os seus objetivos, como veremos de seguida.

Mutualização

O objetivo principal da mutualização é partilhar o risco financeiro associado à necessidade de utilização dos serviços de saúde. Se os fundos forem agrupados, devem ser pagos antecipadamente, ou seja, antes que a doença ocorra — por meio de impostos e/ou seguros, por exemplo. A maioria dos sistemas de financiamento da saúde inclui um elemento de agrupamento financiado por pré-pagamento, combinado com pagamentos diretos de indivíduos a prestadores de serviços, copagamentos.

O financiamento do sistema de saúde português encontra-se fragmentado em:

— Pré-pagamentos:

* Fontes públicas (66,8%), distribuídas pelo Serviço Nacional e pelos Serviços Regionais de Saúde (56,4%), pelas contribuições para subsistemas públicos (3,1%), pelos fundos da Segurança Social (2,4%) e por outras unidades da AP (5%);
* Fontes privadas (5,4%), distribuídas por sociedades de seguros (3,6%), por outras sociedades (0,8%), por subsistemas privados (0,9%) e por outros (0,1%).

— Pagamentos no momento do consumo (27,8%).

Apesar de se esperar que o aumento geral de eficiência do sistema possa diminuir os pagamentos diretos, não é proposta nenhuma medida para fazer face a este problema maior do financiamento do sector: o nível elevado de pagamentos diretos e as suas consequências na redução da proteção financeira das famílias. Os pagamentos diretos correspondem aos valores pagos pelos doentes devido à falta de cobertura do sistema público ou privado de seguro. Sempre que estes pagamentos diretos competem com as despesas básicas das famílias (*e.g.*, comida, rendas ou empréstimos à habitação, água, luz, gás) consideram-se despesas catastróficas. Em Portugal, a percentagem de pagamentos diretos tem crescido ao longo dos últimos anos, atingindo o valor histórico de 30,5% em 2019 — duas vezes mais alto do que a média da União Europeia (UE) (OECD, 2021). Portugal é o país da UE com o valor mais elevado de pagamentos diretos em percentagem do consumo das famílias, sendo que mais de 10% dos agregados familiares portugueses tiveram despesas de saúde catastróficas, em comparação com 6,5%, em média, na UE (OECD & OESPS, 2021). Esta situação penaliza primariamente as famílias com menores rendimentos, contribuindo para a perpetuação do ciclo de empobrecimento. Importa destacar que os pagamentos diretos estão essencialmente relacionados com a incapacidade do sector público de prestar cuidados de ambulatório, seguindo-se a área dos produtos farmacêuticos.

A este nível, a proposta da IL também não aborda a fragmentação das fontes de financiamento ou a consequente falha na mutualização do risco, nem mesmo no que respeita à administração pública, em que se perpetua uma enorme fragmentação com o Serviço Nacional de Saúde, o Serviço Regional de Saúde dos Açores, o Serviço Regional da Madeira, os vários subsistemas públicos, os fundos da segurança social, e outras unidades da AP.

Por outro lado, centrando-se a proposta apenas na substituição do SNS, acrescenta-se complexidade na mutualização pela criação de financiadores públicos regionais associados às atuais Administrações Regionais de Saúde.

Compra de serviços

A compra de serviços corresponde ao processo de pagamento dos serviços de saúde. Existem três formas principais de a concretizar, sendo que em muitos casos operam em combinações:

1. O Estado determina orçamentos aos seus próprios prestadores de cuidados de saúde (integração de compra e prestação), utilizando impostos gerais e, às vezes, contribuições de seguros sociais.

2. Uma agência de compras institucionalmente separada (por exemplo, um fundo de seguro de saúde ou autoridade governamental) compra serviços em nome de uma população (separação pagador-prestador).
3. Os indivíduos pagam diretamente aos prestadores de cuidados de saúde.

A IL propõe «autonomizar o SNS como um subsector independente do Estado, estabelecendo subsistemas no Serviço Nacional de Saúde, com capacidade para atuar em todo o território, por adaptação, conversão e substituição das atuais Administrações Regionais de Saúde».

Em primeira instância, propõe-se alterar o atual modelo (1) para um modelo agência (2). A proposta de separação entre o prestador e o pagador não é inovadora no quadro político-administrativo português. Pode-se mesmo afirmar ser antiga, estando presente em todos os programas eleitorais dos dois partidos políticos mais representativos (*i.e.*, PS e PSD), desde, pelo menos, 1995. Em 2001, um profundo conhecedor da Administração Pública, António Correia de Campos, argumentava o seguinte:

> Só por ilusão se pode julgar que é o Estado, como agente económico, que presta os cuidados de saúde. Para tais funções, o Estado organiza prestadores com estatuto de funcionário público. O Estado é um ente abstrato, suscetível de ser enganado a todo o momento e passível de captura pelos grupos profissionais dominantes. Daí a necessidade de o próprio Estado-patrão, se não quiser ou não estiver disposto a delegar a função prestadora em autarquias, entidades não lucrativas ou empresas privadas, assumir um desdobramento em duas personalidades: uma reguladora, contratante de serviços, outra prestadora.
>
> Campos (2001)

Desde finais do século xx que a AP tem procurado introduzir instrumentos de contratação, como os contratos programas hospitalares, abandonando-se a orçamentação histórica e fomentado o enfoque nos serviços prestados ao invés de na subsidiação da estrutura de custos existentes. O objetivo seria financiar os hospitais pela atividade realizada e não pelos insumos. Contudo, nunca ocorreu uma clara separação entre a entidade pagadora e a entidade prestadora de cuidados, limitando o grau de autonomia e, consequente, responsabilização da gestão. Na última década, observámos a tendência para uma maior integração pagador-prestador, regressando-se mesmo ao financiamento baseado nos custos históricos e a uma visão burocrática do sistema. A nova Lei de Bases da Saúde e o novo Estatuto do Serviço Nacional de Saúde dão nota disso mesmo, abandonando-se a separação pagador-prestador. Neste contexto, a proposta da IL aparece em contraciclo e aprofunda propostas anteriores dos partidos Socialista e Social Democrata. Em matéria de políticas públicas, está mais alinhada com o estado da arte e a evidência disponível nesta área.

Em segunda instância, a IL propõe a constituição de cinco seguros públicos competitivos — subsistemas, procurando seguir parcialmente o modelo neerlandês. Porém, existem diferenças significativas face a este modelo. A primeira corresponde ao facto de o modelo dos Países Baixos ter como origem um sistema de seguro social obrigatório, tendo-se nesse país procedido à sua integração, com todos os outros seguros de saúde (principalmente privados), num único plano de seguro de saúde obrigatório com livre escolha do consumidor que cobre toda a população. A segunda diferença tem como base a natureza dos seguros. A proposta da IL prevê que se mantenham na esfera pública, no modelo neerlandês trata-se de seguradoras privadas sem fins lucrativos. Ao contrário do que possa parecer, o sistema de seguros seguido pelos Países Baixos é fortemente regulado para preservar tanto os valores ou interesses públicos de acesso universal, como uma elevada qualidade e sustentabilidade financeira. O modelo dos Países Baixos é um caso único na Europa ocidental e obedece ao seu contexto histórico e cultural específico. A aplicabilidade prática de um modelo como este em Portugal é altamente controversa. Por um lado, as Administrações Regionais de Saúde não têm nenhuma capacidade técnica para abraçar as responsabilidades de um seguro social. Questiona-se mesmo, num país com a dimensão de Portugal, que vantagem se obteria com a existência de múltiplos seguros obrigatórios em relação a um seguro/agência única — repare-se que para uma adequada mutualização de risco é necessária uma dimensão mínima que não é garantida com carteiras inferiores a um milhão de habitantes, muito menos abaixo do meio milhão de habitantes, como se verifica na região de saúde do Algarve e do Alentejo. Mesmo nos Países Baixos, com praticamente duas décadas, mantém-se uma discussão acesa sobre a equalização de risco entre diferentes seguros (Jeurissen & Maarse, 2021). Assumindo a liberdade de escolha de seguro como uma vantagem, importa também dar nota de que nos Países Baixos muitos consumidores não têm capacidade real de escolha face à informação disponível, abstendo-se de mudar de seguro (apenas 6—7% ao ano) (ACM — Autoriteit Consument & Markt, 2017; NZa, 2018). Por outro lado, o nível de confiança da população neerlandesa nos seguros de saúde ronda os 30%, face a um nível de confiança para com os profissionais e prestadores de cuidados superior a 80% (Groenewegen, Hansen, & de Jong, 2019). Tais níveis de confiança colocam em causa este tipo de opções políticas.

Ao contrário do modelo neerlandês, onde os seguros pertencem ao sector privado não lucrativo, a proposta da IL baseia-se num modelo de entidades públicas — mesmo com elevado grau de autonomia, não se entende os incentivos pelos quais competiriam entre si sem a definição de um modelo de governação, até ao momento ausente da AP portuguesa.

A proposta da IL exigiria uma capacidade reguladora e técnica excecional ao nível segurador e ao nível da prestação de cuidados. Neste plano, atente-se à fragilidade e aos equívocos permanentes da Entidade Reguladora da Saúde. Importa ainda esclarecer que, nos Países Baixos, a compra e a prestação de cuidados ocorrem num sistema que, com algumas exceções, pode ser descrito como um *quasi*-mercado e não como um mercado regulado (Jeurissen & Maarse, 2021). Por exemplo, a competição de preços é praticamente inexistente e a maioria dos prestadores (em alguns casos todos os prestadores) são contratados. Neste campo, não se entende a sugestão da IL de criar redes próprias por cada subsistema ou mesmo a existência dessas redes verticalizadas quando o estado da arte se aproxima de uma visão integrada de sistema de saúde (WHO, 2016). Verifique-se, por exemplo, a promoção de Accountable Care Organizations (ACOs) nos EUA. Regressando ao modelo neerlandês, ao contrário do caso português, a prestação de cuidados de saúde é praticamente assegurada por prestadores do sector social, sendo proibida a existência de hospitais e residências medicalizadas de natureza privada (lucrativa). Excluindo as agências municipais de saúde pública, não existem prestadores públicos. Evidentemente, há outros países onde os sectores público e privado competem pelo financiamento público, como é o caso francês ou o catalão. Contudo, seria importante desenvolver esta componente em qualquer proposta para o futuro do sector, sem serem descurados os elevados custos administrativos deste modelo para o pagador e para o prestador — 18 a 20% dos custos dos hospitais neerlandeses são administrativos (Jeurissen & Maarse, 2021).

Em suma, a proposta da IL merece um aplauso face à assunção do princípio de separação do prestador-pagador, mas merece também, primeiramente, melhor ponderação quanto aos ganhos alcançados através da criação de entidades de seguro competitivas e, depois, o desenvolvimento técnico de um modelo de contratação e regulação de um sistema de prestação competitiva. Como bem alerta o Expert Panel on effective ways of investing in Health, a competição entre prestadores é distinta do direito de escolha por parte do doente (Expert Panel on effective ways of investing in Health (EXPH), 2015). Este direito pode ser combinado com diferentes níveis de competição entre prestadores de cuidados de saúde, sendo que corresponde a uma escolha política delicada. Sendo um valor maior para o quadro político onde a IL se enquadra, é um tema que merece especial atenção.

Definição de benefícios

A ideia de que um sistema de saúde pode oferecer tudo a todos é, no mínimo, ingénua. Sem a definição transparente de um pacote de benefícios, os financiadores, os reguladores, os prestadores e os cidadãos são incapazes de planear, organizar, dirigir e controlar o sistema de saúde. A opacidade sobre o pacote de benefícios, e o grau de cumprimento por parte do sistema, apenas conduz à perpetuação de financiamento inadequado, desperdício, iniquidade, falta de qualidade, insatisfação, etc. Por outro lado, deixa o sistema de saúde vulnerável a grupos de pressão e refém de interesses particulares. Contudo, permeia-se o *statu quo* e o atual balanceamento de forças, tal como a habilidade na gestão oportunista da coisa pública.

Neste contexto, saúda-se a proposta da IL de manter o carácter universalista do sistema (apesar da mudança de cidadania para residência) e definir um pacote de benefícios. Dou nota de que países com sistemas de saúde muito similares ao nosso (como a vizinha Espanha) têm listas positivas ou negativas de benefícios. Este exercício, além de ser técnico e político, exige e permite uma elevada participação por parte dos beneficiários. Necessariamente, a definição de benefícios está diretamente relacionada com a capacidade do sistema para pagar esses mesmos benefícios, ocorrendo uma corresponsabilização por parte do contribuinte/beneficiário com vantagens várias para a eficiência de todo o sistema de saúde. Este processo é um passo decisivo para a participação cidadã e para a mitigação de um sistema altamente paternalista para com os seus utilizadores. Tal definição permite ainda estabelecer prioridades de benefícios e graus de financiamento de acordo com a sua efetividade, reduzindo o desperdício.

Evidentemente, apesar de todas as vantagens, o ponto crucial da definição de benefícios está na sua concretização.

A proposta da IL é, sem dúvida, uma lufada de ar fresco para a discussão ampla que o sistema de saúde português merece. É um excelente ponto de partida para, de forma desempoeirada, discutirmos a saúde em Portugal. Nos próximos tempos, dentro e fora do espaço político que representa, acredito que beneficiará de melhorias e aperfeiçoamentos técnicos. A todos está aberta a possibilidade de contribuir e participar.

Referências

ACM — Autoriteit Consument & Markt. (2017). *Prijs-en volume-effecten van ziekenhuisfusies — Onderzoek naar effecten van ziekenhuisfusies 2007—2014*. ACM: The Hague.

Campos, A. C. (2001). Despesa e défice na saúde: o percurso financeiro de uma política pública. *Análise Social, XXXVI*(161), 1079—1104.

Expert Panel on effective ways of investing in Health (EXPH). (2015). *Report on Investigating policy options regarding competition among providers of health care services in EU Member States*. Disponível em: http://ec.europa.eu/health/expert_panel/opinions/docs/008_competition_healthcare_providers_en.pdf

Groenewegen, P. P., Hansen, J., & de Jong, J. D. (2019). Trust in times of health reform. *Health Policy, 123*(3), 281—287. Doi: 10.1016/j.healthpol.2018.11.016

Jeurissen, P., & Maarse, H. (2021). *The market reform in Dutch health care: Results, lessons and prospects*. Copenhaga (Dinamarca): European Observatory on Health Systems and Policies/World Health Organization 2021 (acting as the host organization for, and secretariat of, the European Observatory on Health Systems and Policies).

Lourenço, A. (2022). A Portrait of the State of Healthcare in Portugal: «Health at a Glance 2021». *Acta Med Port, 35*(2), 84—86. Doi: 10.20344/amp.17875

NZa. (2018). *Beter kiezen op de polismarkt*. Utrecth: NZA.

OECD. (2021). *Health at a Glance 2021: OECD Indicators*. Paris: OECD Publishing. Disponível em: https://www.oecd-ilibrary.org/docserver/ae3016b9-en.pdf?expires=1659720991&id=id&accname=guest&checksum=0C32D9AA0FEB395B0A9574B2A72409BE

OECD, & OESPS. (2021). *Portugal: Perfil de saúde do país 2021*. Paris/Bruxelas: Observatório Europeu dos Sistemas e Políticas de Saúde.

WHO. (2000). *The World Health Report 2000: health systems: improving performance* (W. H. Organization Ed.). Genebra, Suíça: World Health Organization.

WHO. (2010). *The world health report: health systems financing: the path to universal coverage*. Genebra, Suíça: World Health Organization.

WHO. (2016). *Framework on integrated, people-centred health services*. Genebra: World Health Organization. Disponível em: https://apps.who.int/gb/ebwha/pdf_files/WHA69/A69_39-en.pdf.

SISTEMA DE SAÚDE EM PORTUGAL: PORQUE É URGENTE DEBATER E REFORMAR

João Massano[1]

> «Frente a uma situação difícil, o Português opta pela espera de um milagre ou pela descompressão de uma anedota. O grave disto é que o milagre não vem e a anedota descomprime de tudo. Ficamos assim à mercê do azar e sem restos de razão para mexer um dedo.»
>
> Vergílio Ferreira, *Conta-corrente 2*

> «...ó Portugal, se fosses só três sílabas
> de plástico, que era mais barato!»
>
> Alexandre O'Neill, «Portugal»

1. Uma história de sucesso a caminho da decepção

Criado em 1979, o Serviço Nacional de Saúde (SNS) é, sem dúvida, uma das grandes conquistas da sociedade portuguesa em democracia. A melhoria dos múltiplos indicadores de saúde da população e o aumento

[1] Médico neurologista (Assistente Graduado) e coordenador do Centro de Investigação e Ensaios Clínicos no Centro Hospitalar Universitário de São João. Assistente Convidado na Faculdade de Medicina da Universidade do Porto. Médico neurologista no Hospital CUF Porto.

notável da sua longevidade constituem algumas das provas convincentes das vantagens do SNS em comparação com a situação prévia. A melhoria das condições de vida e de salubridade que se verificaram nas últimas décadas do século xx em Portugal também terão dado um contributo importante neste sentido, sem dúvida, mas o papel positivo do SNS é indiscutível.

Contudo, volvidos 43 anos desde a sua fundação legislativa, parece provável que o que começou por ser um enorme êxito ameace agora enveredar pelo caminho da franca decadência, se nada for feito para o impedir — e igualmente preocupantes são os sinais de entorpecimento e até de indiferença geral que a nossa sociedade parece mostrar no que concerne a esta questão absolutamente primordial.

Ao longo de 17 anos de exercício de medicina no SNS, tive o privilégio de contactar com várias unidades de cuidados de saúde e múltiplos contextos (urgência, consulta externa, internamento, orientação profissional de médicos mais novos, docência, investigação, gestão de serviços) e fui tendo inúmeras conversas com muitos colegas, médicos e outros profissionais, da minha e de outras unidades de cuidados de saúde: tornou-se muito evidente que, tal como a beleza sagaz e acutilante da linguagem shakespeariana o descreveria, algo está podre neste reino.

As notícias que evidenciam, de forma clara, as dificuldades e carências sucedem-se há vários anos e a pandemia da covid-19 veio apenas agravar uma situação periclitante, para colocar à vista de todos aquilo que nós, os que vivemos diariamente no seio do SNS, já há muito sabíamos: trata-se de um sistema frágil, com recursos humanos esticados ao limite (provavelmente em todas as categorias profissionais), com elevada incidência de *burnout*, dependente de unidades de cuidados de saúde com instalações francamente envelhecidas ou simplesmente exíguas e inadequadas, com equipamentos obsoletos que carecem de substituição ou de manutenção que tarda em chegar e dependente de processos organizacionais vetustos e espartilhantes. Alguns dirão que se assemelha agora a um gigantesco cargueiro perdido no mar, cujo rumo se tornou inalterável e incerto. A dissociação entre esta realidade e a mensagem que transparece para o espaço público por parte dos titulares de cargos governativos em Portugal é incompreensível e extraordinariamente frustrante para todos aqueles que trabalham diariamente em condições que sentem ser manifestamente deficitárias.

Em plena vigência do XXI Governo Constitucional, liderado pelo então e actual primeiro-ministro António Costa, o insuspeito presidente Jorge Sampaio afirmou no Conselho de Estado de 21 de Julho de 2017 que «há pessoal que está a assegurar o trabalho no limite das suas capacidades» no SNS e apelou ao seu reforço financeiro[2]. Estas declarações foram proferidas há cinco anos, três anos antes da pandemia da covid-19, que não pode servir, a este propósito, de qualquer desculpa para a inércia da decisão política.

Porém, sabemos que o SNS tem sofrido do pérfido método de suborçamentação e subinvestimento. Um estudo recente realizado pelo Instituto +Liberdade concluiu que cerca de metade da verba orçamentada para a saúde entre 2016 e 2021 simplesmente não foi investida[3]. Por outras palavras: o dinheiro não chega para que as instituições do SNS satisfaçam as suas necessidades operacionais e mantenham simultaneamente a sua saúde financeira. Ano após ano. A dívida aos fornecedores acumula-se[4]. Ano após ano. Os equipamentos não recebem a manutenção que deveriam, quando deveriam, nem são substituídos na altura devida. Ano após ano. No meio desta comédia de enganos, fomos presenteados com fenómenos espantosos, como a transferência de verbas para as instituições em regime de «salvação» (o que é habitual — ano após ano), através do qual os hospitais mais endividados receberam mais dinheiro: ou seja, as instituições com gestão mais eficaz são prejudicadas pela sua boa actuação, saindo o «infractor» beneficiado por estas decisões governamentais que visam suprir um problema recorrente e previsível, mas para o qual nunca foi apresentada uma solução definitiva[5]. A *pièce de résistance* deste enredo reside no facto de todos sabermos que nenhuma destas empresas se atreveria a interromper o fornecimento de material essencial aos cuidados de saúde nos hospitais e centros de saúde (medicamentos, soro fisiológico, gazes e inúmeros outros produtos que a maioria dos cidadãos não

[2] «Sampaio avisa que SNS está no limite». *Expresso*, 29 de Julho de 2017, artigo de Helena Pereira.

[3] «Orçamento executado na Saúde fica muito aquém do valor inscrito nos Orçamentos do Estado». +Factos, Instituto +Liberdade, 08 de Julho de 2022.

[4] «Dívidas do SNS aos fornecedores voltam a crescer e ascendem a 605,4 milhões». *ECO*, 27 de Julho de 2021.

[5] «Hospitais de Coimbra recebem quase o dobro do S. João para pagar dívida». *Jornal de Notícias*, 28 de Dezembro de 2021, texto de Inês Schreck.

imagina sequer) «apenas» porque uma destas instituições lhe deve 700 ou 800 mil euros há nove meses ou mais. Se o fizesse, essa empresa seria imediatamente crucificada na praça pública e acusada de querer «sacar de forma selvagem e imoral» o dinheiro ao erário público, eventualmente com honras de abertura de telejornal. Nesta questão, a actuação do Estado tem sido particularmente maligna. Qualquer economista poderá explicar facilmente o impacto que estas dívidas do Estado (até pelo peso do Estado neste sector) têm sobre a contabilidade e a operação das empresas fornecedoras, bem como sobre a sua capacidade de inovar, de correr riscos e de crescer, com todas as consequências nefastas que isso tem para o emprego e a economia portuguesa em geral.

A suborçamentação crónica tem repercussões reais nas instituições de cuidados de saúde e na sua capacidade de levarem a cabo a sua missão, mas também de projectarem o futuro da sua actuação com vista à prestação dos melhores serviços. Em Maio de 2022, o Conselho de Finanças Públicas emitiu um relatório contendo dados preocupantes[6]: no Estado, o sector da saúde tinha, no final de 2020, o maior número de profissionais (78%), de volume de negócios (55%) e de gastos operacionais relevantes (65%). Todas as empresas públicas do SNS registaram resultados líquidos negativos no ano de 2020, num total agregado de —775,7 milhões de euros. Mais de metade das instituições públicas de cuidados de saúde fecharam o ano de 2020 em falência técnica.

As instituições de saúde públicas não têm autonomia real para fazerem as suas escolhas estratégicas, nem a gestão do seu investimento. Para contratar um profissional a mais para o quadro, um hospital do SNS tem de abrir um concurso público que demora meses a concluir (na melhor das hipóteses, se não houver reclamações) e precisa depois da chancela da ministra ou do secretário de Estado da Saúde, bem como do aval supremo do ministro das Finanças. E assim se mantém a despesa das instituições sob controlo apertado, numa metodologia de microgestão vertical digna de um progenitor que controla a mesada e os gastos da sua descendência recém-adolescente.

[6] «Sector Empresarial do Estado 2019—2020». Conselho de Finanças Públicas, 22 de Maio de 2022. Disponível em: https://www.cfp.pt/pt/publicacoes/sectores-das-administracoes-publicas/sector-empresarial-do-estado-2019-2020 (consultado em 24 de Julho de 2022).

Como se consegue gerir adequadamente uma instituição nestas condições e, simultaneamente, oferecer os melhores serviços aos cidadãos numa área tão complexa como a saúde? Desde logo, torna-se impossível definir e implementar decisões estratégicas de longo prazo que possam trazer benefícios relevantes a quem procura cuidados de saúde.

Nos últimos anos, temos visto a liderança do Ministério da Saúde a anunciar, com pompa e gravidade, concursos para a contratação de médicos, sobretudo quando a pressão ou a visibilidade públicas dos problemas aumenta — concursos que, na realidade, ocorrem de forma banal desde há anos, uma vez por semestre, logo após as épocas de exame para conclusão da especialidade e quando há recém-especialistas potencialmente disponíveis para ingresso no SNS. Refira-se, em primeiro lugar, que estes médicos já estão a trabalhar no SNS no momento destes anúncios, na fase final da sua especialização (na prática são tão competentes como os especialistas mais novos), ainda com o contrato de trabalho de médico interno — pelo que a contratação subsequente destes médicos não resulta em adição real de recursos humanos ao SNS. No entanto, verificamos que muitas vagas destes concursos ficam desertas, o que ocorre cada vez mais, dado que muitos médicos declinam esta oportunidade e enveredam por outras opções. Ou seja: de cada vez que o Ministério da Saúde anuncia um concurso para contratação de médicos no SNS todos podemos ter a certeza de que este vai ficar com menos médicos do que tinha antes do concurso!

Mas por que razão cada vez mais médicos declinam este «lugar ao sol» (na perspectiva de muitos sectores políticos portugueses), apesar da perspectiva da enorme vantagem de um contrato de trabalho estável *ad aeternum*? A explicação é semelhante à que existe noutros sectores de actividade: o SNS perdeu atractividade e a sua capacidade para competir com as opções alternativas ao dispor dos profissionais de saúde portugueses, especificamente médicos e enfermeiros. Esta situação extremamente preocupante tem vindo a desenrolar-se à vista de todos sem que os decisores políticos tomem quaisquer medidas relevantes para inverter a situação. As opções alternativas ao SNS incluem:

1) O sector privado de cuidados de saúde em Portugal, onde as condições de trabalho são bastante mais favoráveis do que no SNS (melhores salários, instalações e equipamentos; liderança com preparação específica de acordo com os melhores padrões

contemporâneos; maior agilidade na gestão, com perspectiva de desenvolvimento facilitado de projectos inovadores);

2) Oportunidades de carreira noutros sectores que não a prestação directa de cuidados de saúde, em particular, na indústria e nos serviços ligados ao sector;
3) O mercado de trabalho noutros países, onde as condições laborais são manifestamente melhores do que em Portugal, nomeadamente, o nível remuneratório, o horário de trabalho e outras regalias específicas.

As sociedades modernas acomodam as implicações do facto de vivermos num mundo e num mercado global com enorme facilidade de circulação de pessoas. É muito fácil para os profissionais de saúde portugueses, altamente qualificados e sem estímulos especiais para ficarem em Portugal além dos laços familiares, irem trabalhar no estrangeiro. Londres e Berlim estão à mesma distância temporal de Lisboa do que esta está do Porto. É certo que os Emirados Árabes Unidos são mais remotos, mas há factores que, para muitos, compensam facilmente essa circunstância.

Em Portugal, exige-se aos profissionais de saúde que façam sempre mais e mais (eu não disse «melhor», note-se): mais consultas (se for em *overbooking*, melhor ainda), mais turnos de urgência (se acumular com outras funções assistenciais em simultâneo, melhor), cuidar de mais doentes em Hospital de Dia e no internamento, etc. Em seguida, adicionam-se as funções de docência (nas fases pré e pós-graduadas) que ocorrem em muitas instituições de saúde, bem como a orientação profissional de médicos em formação (da especialidade respectiva e de outras especialidades durante a realização de estágios). Adicionemos a investigação, outra função importante dos profissionais de saúde, que exige um rigor tremendo no planeamento e muito tempo dedicado a uma execução plena. A isto juntamos os telefonemas de colegas que precisam de tirar dúvidas, os telefonemas dos doentes que não se sentiram bem com a medicação prescrita ou que pioraram e precisam de consulta mais cedo, a copiosa quantidade de *e-mails* de âmbito profissional provenientes de todas as origens e a necessidade de realizar os infindáveis relatórios médicos para Juntas Médicas / Segurança Social / carta de condução / etc.

Parece difícil conjugar tudo isto? Adicionemos então agora a vida pessoal — sim, os profissionais de saúde também a têm —, que é frequentemente relegada pelos profissionais para um triste segundo (secundaríssimo) plano.

É fundamental perceber também alguns aspectos comportamentais relacionados com a profissão médica e como estes têm mudado. A forma de encarar a conjugação da vida pessoal e profissional por parte das novas gerações de médicos parece estar a mudar bastante em relação às anteriores, incluindo a minha. A era do médico que passava horas infindas à cabeceira do doente, numa prática quase sacerdotal, tão primorosamente retratada por Luke Fildes na sua pintura «The Doctor», já não existe. O paralelo a estabelecer aqui é com as imensas horas a mais que os médicos passam a trabalhar nas instituições de cuidados de saúde públicas, em particular os médicos internos (não é à toa que a designação *resident* foi inventada)[7], sem qualquer retorno tangível. Os chamados *millennials* e a Geração Z prezam muito mais a vida pessoal e o tempo de lazer fora do hospital, mesmo que isso signifique uma perda de oportunidade remuneratória (horas extraordinárias) ou de fazer «boa figura» junto da/do chefe. Contemplo agora, de uma forma crítica e desapaixonada, o saldo de várias centenas de horas que passei no hospital para lá do meu horário (sem direito a remuneração por isso) e consigo entender facilmente a mudança de mentalidade.

A forma de comunicação bizarra e desfasada da realidade a que a liderança de topo do Ministério de Saúde recorre reiteradamente não tem ajudado neste particular. Por isso aproveito para deixar uma sugestão no âmbito da gestão básica de recursos humanos: nenhum profissional aprecia ser insultado ou menorizado, sobretudo pela liderança máxima da sua organização. No momento seguinte, dá vontade de bater com a porta — o que muitos têm feito, aliás[8].

Já o disse previamente noutras circunstâncias e repito, sem medo das palavras: o SNS português tornou-se uma máquina trituradora de

[7] Os médicos internos são profissionais que estão a fazer especialização numa determinada área, cuja duração, além da formação universitária e um ano de Internato de Ano Comum, varia entre quatro e seis anos, consoante a especialidade. Na prática, são profissionais já muito diferenciados e geralmente muito dinâmicos no seio dos departamentos onde trabalham. Recaem sobre estes médicos imensas responsabilidades clínicas nos variados ambientes das instituições, incluindo consultas externas, internamento e urgência.

[8] «Mais de 2500 médicos e enfermeiros saíram do SNS nos anos de pandemia». *Público*, 30 de Abril de 2022, texto de Ana Maia.

profissionais de saúde. Estamos cansados e incapazes de perceber uma estratégia ou rumo que nos leve a um lugar melhor. Não se vislumbra uma centelha de esperança.

Não tenhamos ilusões. Se prosseguirmos neste caminho, os profissionais vão sair do SNS, sobretudo os mais qualificados e com melhores competências técnicas e de relacionamento interpessoal. As empresas mais competitivas, em Portugal e no estrangeiro, vão conseguir captar estes profissionais, com cada vez mais facilidade. Chegaremos a um ponto em que teremos verdadeiramente um país e dois sistemas: um para cidadãos que têm capacidade para aceder aos melhores cuidados de saúde, em instituições bem equipadas e com os melhores profissionais; e outro para os cidadãos financeiramente mais frágeis, em que as instituições estão mais degradadas e mal equipadas, e onde exercerão os profissionais menos qualificados ou menos diferenciados. É fácil deduzir em qual destes sistemas haverá melhores resultados clínicos e maior satisfação das pessoas, tanto dos utentes como dos profissionais. É este o país que queremos?

2. Porquê uma nova Lei de Bases da Saúde?

As leis de bases são actos legislativos com valor reforçado (artigo 112.º da Constituição da República Portuguesa — CRP). Nos termos da CRP, estas leis devem ser respeitadas pelos actos legislativos subsequentes na matéria em causa. Trata-se, por isso, de uma legislação fundamental para enquadrar as linhas orientadoras no âmbito do tema da Lei de Base, sem pretender detalhar aspectos relevantes que serão objecto de actos legislativos posteriores.

O objectivo de qualquer sistema de saúde e dos seus profissionais é muito claro: servir as pessoas e obter os melhores resultados em saúde. Este é um imperativo ético das sociedades democráticas liberais modernas, bem como o pilar da deontologia e humanismo que norteiam a actuação médica. No entanto, tal desiderato só será concretizado se a organização do sistema de saúde for eficaz e assente em princípios de governação e gestão consentâneos com as melhores práticas. O financiamento tem de ser adequado à missão e aos objectivos definidos para o sistema de saúde. O adágio aparentemente insofismável, mas de cariz fortemente populista, de que «a saúde não é um negócio!» é perigoso e deve ser desmontado com coragem e assertividade — se o sistema não for sustentável do ponto de vista financeiro então não permanecerá sólido nem cumprirá a sua função. E se, no decurso da sua actividade, as instituições tiverem lucro, este só pode ser motivo de satisfação. Em primeiro lugar porque tal será provavelmente sinal de boa gestão. Por outro lado, os fundos resultantes poderão ser investidos na melhoria directa dos cuidados assistenciais, ou até em investigação e inovação, processos que trazem também benefícios na prestação de cuidados de saúde.

É fundamental assegurar a autonomia de gestão das instituições públicas de prestação de cuidados de saúde públicas, bem como a responsabilização dos seus líderes pelos resultados da gestão. A situação actual, em que regulação, planeamento, avaliação, auditoria, fiscalização, inspecção, financiamento e prestação dos cuidados de saúde estão centralizados no Estado, tem de ser repensada em nome da eficiência e da transparência. As lideranças de topo e intermédias têm de ser escolhidas com base em critérios muito claros, assim como nas suas qualidades e capacidades, para que se gerem condições que culminem na eficácia do sistema e na criação de valor para os cidadãos — e, já agora, que permitam a realização e a felicidade plenas dos profissionais.

A boa gestão dos cuidados de saúde, a todos os níveis da organização, é um pilar fundamental do sucesso. Isto implica ter gestores bem preparados e em número suficiente, mas também é importante que os próprios profissionais de saúde, nomeadamente médicos e enfermeiros, tenham mais conhecimento nesta área. Sem boa gestão não há bons resultados, seja em que sector for. O tempo em que alguns profissionais de saúde afirmavam que «a minha função é tratar pessoas, não é gerir», como se fosse possível separar as duas coisas, pertence a outra era. Deste modo, torna-se necessário organizar e estimular a formação específica nesta área ou financiá-la em entidades externas com capacidade para o efeito.

Outra questão que deve ser considerada nesta discussão é a forma de medir resultados em saúde. Actualmente, o que interesse é o volume de cuidados: quantas mais cirurgias e mais consultas melhor. Mas qual o valor que cada procedimento de diagnóstico ou terapêutico traz realmente para os doentes? E os utentes do serviço prestado ficaram satisfeitos com o resultado, correspondeu às suas expectativas? Consideremos, por exemplo, as cirurgias para o tratamento das cataratas. Interessa-nos saber prioritariamente quantas cirurgias são feitas por ano numa instituição, ou qual o resultado clínico medido pelas complicações cirúrgicas e a satisfação final do doente (se ficou a ver bem e gostou do serviço)? Esta é uma forma demasiado simplista de abordar a questão da chamada *value based healthcare*[9] (cuidados de saúde baseados no valor) e das *patient reported outcome measures* ou PROMs (medidas de resultados clínicos relatados pelos doentes), cuja discussão deve ser ponderada no âmbito de qualquer iniciativa que conduza ao redesenho do sistema de saúde em Portugal.

O sistema de saúde, particularmente as instituições públicas, não pode esquecer as suas outras missões, além da prestação de cuidados de saúde: o ensino e a investigação. Haverá quem argumente que existe já legislação que salvaguarda estas duas actividades fundamentais em conjugação com a actividade assistencial clínica, mas, na prática, isto não sucede. A legislação que criou o regime jurídico dos centros académicos clínicos[10] não resultou em alterações palpáveis no terreno, perpetuando-se o desencontro entre universidades e hospitais, sob a alçada de dois ministérios diferentes que não conseguem sequer articular-se adequadamente. No mundo real, os profissionais de saúde das instituições públicas não têm tempo dedicado à investigação, realizando-a por pura «carolice», fora do seu horário de trabalho ou em simultâneo com todas as outras actividades. Esta situação eterniza um inaceitável nível de amadorismo, incompatível com o rigor e a dedicação necessários nesta actividade. O mais provável é que, a prazo, o entusiasmo pela investigação e inovação nas instituições de cuidados de saúde públicas decaia fortemente, o que resultará na perda dos enormes benefícios potenciais que esta actividade pode trazer aos doentes e à sociedade em geral, em particular no que toca aos ensaios clínicos[11].

Só criando as condições certas — e não me refiro apenas à remuneração — será possível criar um ambiente de trabalho verdadeiramente atractivo e competitivo que permitirá captar e reter os melhores profissionais, em

[9] «What is value based healthcare?». *NEJM Catalyst*, 1 de Janeiro de 2017. Disponível em: https://catalyst.nejm.org/doi/full/10.1056/CAT.17.0558 (consultado em 24 de Julho de 2022).

[10] Decreto-Lei n.º 61/2018, de 3 de Agosto.

[11] «Ensaios clínicos em Portugal». Relatório PwC para a APIFARMA, Fevereiro de 2019; e «Inovação terapêutica nos sistemas de saúde: evoluir de um perfil de utilizador-pagador para utilizador-produtor», Revista *Gestão Hospitalar*, de Julho—Agosto—Setembro 2017, texto de João Massano e Vítor Tedim Cruz.

número suficiente para satisfazer as necessidades de saúde dos cidadãos, obtendo-se então os resultados em saúde almejados.

Do ponto de vista populacional, é crucial promover a literacia em saúde da população, com o objectivo de estimular a adopção de comportamentos por parte dos cidadãos que conduzam à promoção da saúde, à prevenção da doença e à utilização racional dos serviços e recursos do sistema. Por exemplo, a Lancet Commission on dementia prevention, intervention, and care, estabelecida pela prestigiada revista médica *The Lancet*, estima que a adopção de determinadas medidas poderia levar à prevenção de cerca de 40% dos casos de demência[12]. É uma magnitude de efeito tremenda, sobretudo numa situação em que se prevê um aumento avassalador de casos nas próximas décadas. E há outros exemplos que poderíamos facilmente apontar. Nesta fase, atrevo-me a solicitar ao leitor um pequeno exercício de memória, bem a propósito: qual é a última grande campanha pública de prevenção da doença e promoção da saúde de que se lembra em Portugal, tirando as campanhas relacionadas com a infecção por VIH? O que versava essa campanha? Se não se lembrar, não se aflija nem corra para o neurologista mais próximo, pois o problema não é seu.

É muito claro que, a manter-se, o actual estado de coisas não augura boas expectativas para o SNS nem para quem procura cuidados de saúde em Portugal. O sistema está a falir aos poucos e ameaça colapsar no futuro. A actual Lei de Bases da Saúde (Lei n.º 95/2019, de 4 de Setembro), aprovada ao cair do pano da legislatura em 2019, não cria as condições para a implementação das soluções de que o país precisa, dado que foi idealizada, redigida e aprovada por uma maioria parlamentar cuja estratégia sempre se mostrou assente numa lógica de primazia de convicções políticas em detrimento do conhecimento contemporâneo sobre sistemas de saúde e, sobretudo, ignorando os reais interesses e expectativas dos cidadãos e dos pacientes que necessitam de cuidados de saúde de forma atempada e com qualidade, que deveria ser o objectivo central da legislação. Mais uma dica: ao contrário do que muitos decisores políticos e legisladores possam pensar, as pessoas querem ser tratadas o melhor possível e não querem saber se esses cuidados são prestados num hospital público ou privado! É evidente para muitos neste país que esta Lei de Bases serviu apenas para

12 «Dementia prevention, intervention, and care: 2020 report of the Lancet Commission». *The Lancet*, volume 396, número 10248, de 8 de Agosto de 2020, páginas 413—446.

continuarmos «à espera do comboio na paragem do autocarro», como canta Sérgio Godinho. Estes erros e atrasos pagam-se caro.

Será que a proposta apresentada neste livro traz a solução para um desafio tão central na nossa sociedade? Na verdade, penso que ninguém saberá dizer, com honestidade, qual é a fórmula exacta e ideal que permitirá alcançar esta finalidade, em Portugal ou em qualquer outro lugar do mundo. Mas parece-me claro que a proposta apresentada no texto deste livro tem bons fundamentos, explora questões basilares e apresenta soluções claras e já testadas, com sucesso, noutros países. É uma proposta que merece ser lida com seriedade e ser debatida serenamente à luz de argumentos e contra-argumentos válidos, sem preconceitos nem polarizações destruidoras de qualquer via que conduza a soluções robustas e duradouras, com vista ao objectivo principal: servir os cidadãos, colocando à sua disposição os melhores cuidados de saúde. Os seus autores estão de parabéns por trazerem esta indispensável discussão para o espaço público e, mais ainda, por apresentarem propostas concretas fundamentadas em dados e em discussão aprofundada com membros do partido que têm conhecimentos nesta área e variadas experiências profissionais e académicas. Não percamos mais tempo: há que agir agora, pois disso depende a saúde das pessoas e o futuro do país.

ENQUADRAMENTO

Os objectivos da nova Lei de bases liberal de saúde são:

- Garantir o acesso universal efectivo a cuidados de saúde, através de um modelo inspirado nas melhores práticas a nível europeu;
- Permitir a liberdade de escolha do prestador clínico;
- Promover a existência de capacidade instalada suficiente para assegurar cuidados de saúde a todos, sem listas de espera;
- Colocar o utente no centro da decisão de saúde.

Todos devem ter acesso efectivo a cuidados de saúde de qualidade

A saúde é um bem essencial. A doença e a falta de acesso a cuidados de saúde efectivos afectam a qualidade de vida dos indivíduos e são uma barreira à felicidade, ao exercício da liberdade individual e ao desempenho do seu papel activo na sociedade, acarretando impactos económicos e sociais muito negativos.

A saúde é, assim, uma preocupação individual e uma preocupação social. É necessário capacitar as pessoas para fazerem escolhas informadas sobre a sua saúde. Mas isto não é suficiente. É também essencial assegurar que tenham realmente acesso a cuidados de saúde de qualidade, sempre que deles necessitem.

Numa sociedade que se diz desenvolvida, é inconcebível que as pessoas sofram ou morram por não terem acesso atempado a cuidados de saúde. Num sistema que diz garantir acesso universal, não é aceitável haver pessoas que fiquem insolventes, como hoje acontece em Portugal, por força dos seus problemas de saúde.

O sector da saúde é um sector especial; a centralização do SNS não é solução

Um acesso universal efectivo a cuidados de saúde traz grandes benefícios não apenas a cada indivíduo, mas à sociedade como um todo. Pessoas mais saudáveis têm melhor qualidade de vida, maiores índices de felicidade e são mais capazes de contribuir para o desenvolvimento da sociedade como um todo, gerando ganhos de produtividade e, com isso, maior capacidade de responder às necessidades específicas de cada um dos seus indivíduos.

O mercado da saúde, só por si, não tem incentivo suficiente para garantir o acesso universal a cuidados de saúde e terá tendência a excluir e impedir o acesso da parte da população que deles mais necessita. Ademais, não é esperado que preste, de todo, ou fá-lo-á em grau muito insuficiente, certos serviços essenciais, como os de saúde pública, nas suas mais diversas vertentes. Assim, para garantir o acesso universal efectivo aos cuidados de saúde, é necessário haver intervenção do Estado. O mercado e o sector social, por si só, não atingem este objectivo.

Mas essa intervenção do Estado pode assumir diversas formas e ser muito diferente do actual modelo que tem provado ser desajustado, ineficiente e incapaz de garantir, verdadeiramente, universalidade de acesso a cuidados de saúde.

Em Portugal, a opção tem sido um foco quase exclusivo no sector público, do qual se espera que financie e preste cuidados de saúde em todo o país. Os sectores privado e social têm um papel acessório, ou mesmo residual, sendo apenas utilizados quando não existe já provisão pública (e, muitas vezes, apenas após pressão da opinião pública). Não se aceita a existência de redundâncias, essenciais para mitigar adequadamente riscos e garantir o acesso efectivo a cuidados de saúde, independentemente do prestador, e reprime-se a concorrência e os benefícios do mercado, geradores de inovação e eficiência. Esta opção não é meramente conjuntural. A actual Lei de Bases da saúde aposta ideologicamente neste foco exclusivamente público, afastando qualquer possibilidade de gerir os recursos de forma eficiente e equitativa.

O Estado tem, activamente, gerado estímulos contrários à boa provisão de serviços de saúde. A desorçamentação e a suborçamentação têm sido a regra.

Estas práticas criativas de financiamento traduzem-se, no final, numa forte repressão da despesa efectiva dos prestadores de saúde, como centros de saúde e hospitais.

Para atingir o objectivo de assegurar o acesso universal a cuidados de saúde de qualidade, é preciso abandonar esta mentalidade. É imperativo mobilizar o que de melhor o Estado, o mercado e o sector social têm para oferecer. Os três sectores são necessários para atingir este objectivo, tendo cada um destes um importante papel a desempenhar.

Todos devem poder escolher a sua equipa clínica

As equipas clínicas influenciam e condicionam de forma relevante as opções do utente relativamente aos seus cuidados de saúde e têm potencialmente acesso a dados muito íntimos sobre a vida das pessoas. Assim, uma boa relação entre o utente e a equipa clínica assenta num nível de confiança necessariamente elevado.

É, portanto, essencial que um cidadão possa escolher as equipas que lhe prestarão cuidados de saúde, sem enfrentar barreiras burocráticas e de limitação arbitrária de recursos.

Todos devem poder escolher o seu prestador de serviços de saúde

Para que todos tenham realmente acesso a cuidados de saúde, sempre que deles necessitem, e possam fazer escolhas efectivas sobre os seus prestadores de serviços, importa assegurar que existe capacidade instalada suficiente para o efeito. Apenas desta forma se poderá reduzir, ou mesmo eliminar, listas de espera.

Para garantir capacidade instalada suficiente e mesmo alguma redundância, importa promover a concorrência e a liberdade de escolha efectiva sobre os prestadores de serviços (além da liberdade de escolha relativamente ao subsistema a que se pertence).

Esses prestadores terão um incentivo para criar redes suficientemente abrangentes e de qualidade para atrair as pessoas que precisem de cuidados de saúde.

Assim, garantir a liberdade de escolha de prestador deve ser uma prioridade, uma vez que assegurará a prestação de cuidados de saúde eficazes e de qualidade.

Não nos podemos dar ao luxo de que as pessoas que precisam de cuidados de saúde, apesar de existir quem esteja em condições de os prestar, apenas tenham acesso a listas de espera

O Serviço Nacional de Saúde deixa sem soluções precisamente aqueles que mais dele necessitam: os mais excluídos da sociedade. Em 2019, antes da pressão da pandemia, as listas de espera já eram uma realidade, sobretudo, para quem não tinha dinheiro e para quem não podia, com os seus próprios recursos, procurar uma solução para os seus problemas de saúde.

Em Portugal, antes da pandemia, 730 mil pessoas não tinham acesso a médico de família, e 20,1% das cirurgias eram realizadas fora do tempo clínico recomendado. Agora, com a pandemia, esta situação agravou-se ainda mais. Os dados da ACSS apontam que, em 2020, haveria 835 mil pessoas sem médico de família e que 38,4% dos inscritos para cirurgia viram o tempo de espera da sua intervenção ultrapassar os tempos recomendados.

Esta situação não é inevitável. Aliás, é mantida, essencialmente, por falta de vontade política e por preconceitos ideológicos em relação ao uso dos recursos privados e do sector social que se encontram disponíveis. Não podemos continuar a deixar pessoas sem cuidados de saúde por puro enviesamento contra a utilização desses recursos.

As políticas actuais apenas servem para aumentar listas de espera. Se há capacidade instalada no sector social ou privado, porque não usá-la? As pessoas não precisam de pureza ideológica, precisam de cuidados de saúde. A alternativa a este desvario ideológico é poupar, efectivamente, à custa da não-prestação de cuidados/geração de listas de espera, aumentando as perdas em saúde e na qualidade de vida dos cidadãos.

Precisamos de um Serviço Nacional de Saúde que previna listas de espera e que permita que qualquer doente possa escolher o seu médico. Ninguém ficaria pior. Antes pelo contrário. Compete ao Estado assegurar o acesso efectivo a cuidados de saúde, não a listas de espera.

Ao criar listas de espera, o Estado não torna magicamente mais barata a prestação de cuidados de saúde. Empurra, sim, esses custos para as pessoas. Quem acaba nas listas de espera tem uma de duas hipóteses:

- Tem dinheiro suficiente e encurta a espera, indo ao sector privado ou ao sector social e pagando do seu próprio bolso (apesar de já ter pago impostos para financiar o Serviço Nacional de Saúde);
- Ou não tem dinheiro suficiente e fica obrigado a esperar, com todos os riscos para a sua saúde que isso acarreta, até que, já num limite extremo, o Estado finalmente permita e assegure o acesso ao sector privado ou ao sector social.

Se queremos assegurar cuidados de saúde para todos os que deles necessitem, não podemos continuar a desperdiçar a capacidade instalada. O eventual acréscimo de custos para o Estado significará menos custos para cada pessoa que precisa de cuidados de saúde e mais ganhos em saúde e em produtividade. E menos listas de espera.

Precisamos de financiamento público, mas mais transparente

Para assegurar que todos têm acesso aos cuidados de saúde de que necessitam, independentemente da sua condição social e económica, é imperativo manter o financiamento público da saúde.

Importa, no entanto, promover maior transparência. Vivemos todos os dias os problemas de desorçamentação e suborçamentação do sector da saúde. Mas não é claro para todos o que custa, verdadeiramente, a Saúde. É fácil esconderem-nos, no Orçamento do Estado, o que custa a Saúde, de facto, e qual o seu efectivo financiamento.

De forma a melhorar o Serviço Nacional de Saúde, é impreterível aumentar o nível de transparência do seu financiamento, para que consigamos facilmente perceber quanto estamos a pagar pela Saúde e que serviço estamos, em troca, a receber. Fomentaremos assim um aumento da informação disponível para o debate público e para o escrutínio do desempenho do Serviço Nacional de Saúde, no sentido de aumentar os ganhos de saúde e promover a eficiência na utilização dos recursos.

Pela saúde de todos, queremos outro modelo de organização do sector da saúde para Portugal

Actualmente, assistimos a demissões em massa de direcções hospitalares, escusas de responsabilidade e uma impossibilidade prática de gerir, com eficácia, a prestação de cuidados de saúde. Os responsáveis políticos ofendem os profissionais do sector, fazendo deles bodes expiatórios para esconder a sua própria culpa. A tensão é evidente. Aliás, é gritante.

O modelo colapsou. As suas fragilidades, que já eram conhecidas, embora constantemente menorizadas, hoje, são indisfarçáveis. A suborçamentação e a desorçamentação crónicas não conseguem mais ser escondidas. Os países com melhor nível de acesso a cuidados de saúde que não excluem o acesso por parte dos cidadãos organizam os seus serviços nacionais de saúde de outra forma. Os países mais satisfeitos com os seus SNS elegeram, de uma maneira geral, um sistema com liberdade de escolha do prestador e concorrencial na organização dos cuidados.

Nós podemos ser um destes países.

Precisamos de um novo modelo. Precisamos de um modelo que:

- Assegure o acesso a cuidados de saúde a todos, de forma efectiva, sempre que deles se necessite;
- Gera incentivos para que exista capacidade instalada suficiente, e que esta seja utilizada de forma efectiva, para que as listas de espera sejam muito reduzidas ou eliminadas;
- Aproxime a gestão dos cuidados de saúde do utente;
- Previna abusos e fraudes;
- Promova a eficácia e a eficiência no fornecimento de bens e na prestação de serviços de saúde.

Todos estes desafios já foram resolvidos. Não temos de inventar nada de novo. Há outros modelos de saúde, no espaço europeu, nos quais nos podemos basear.

Propomos uma transição tranquila, partindo das instituições de saúde já existentes. O ritmo de transformação será gradual e adequado às necessidades e à capacidade do país.

Podemos escolher uma nova forma de organizar a prestação de cuidados de saúde em Portugal. Não está fora do nosso alcance.

Como funciona um serviço universal de saúde?

Para explicar o modelo de organização do sector da saúde que pretendemos implementar, importa começar por clarificar como funciona, em geral, um serviço de prestação universal de cuidados de saúde.

O fornecimento e financiamento dos cuidados de saúde podem ser explicados como uma troca ou transferência de recursos entre diferentes operadores. De forma simplificada, poderemos considerar:

- Os recursos de saúde disponibilizados pelos prestadores aos utentes;
- Os recursos de financiamento remetidos da população para os financiadores e prestadores;
- Os recursos financeiros entregues pelos financiadores aos prestadores.

O Ministério das Finanças e a ACSS, no sector público, executam a função de financiadores do sistema. Os hospitais, clínicas e centros de saúde executam a função de prestadores do sistema.

Para suportar os serviços de saúde, os financiadores devem cobrar receitas à população. Essa receita é usada para reembolsar o paciente ou o prestador. O financiador consegue garantir, através de um sistema fiscal, a equidade interpessoal necessária e a minimização dos riscos de toda a sua população.

FIGURA 1 — **Funcionamento de um sistema universal de saúde: caso teórico**

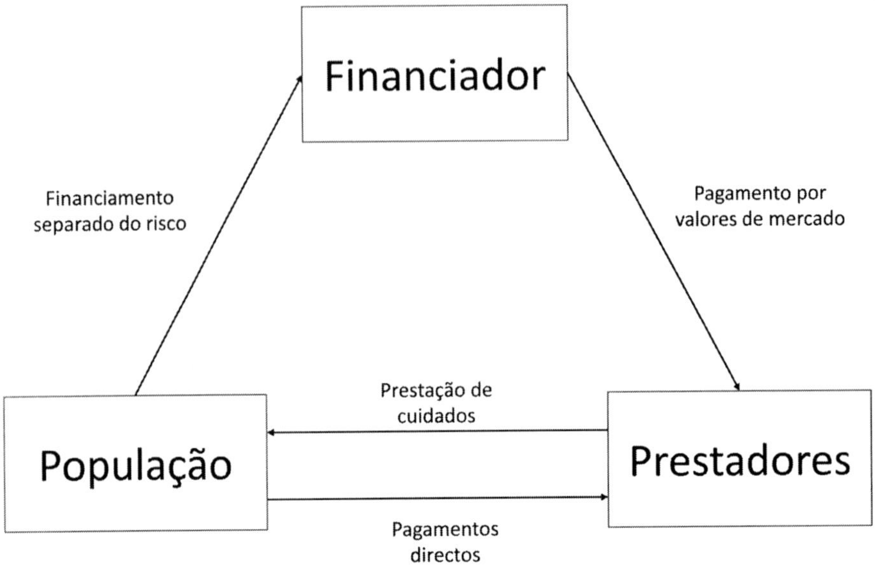

Fonte: Adaptado de Comissão para a Sustentabilidade do Financiamento do Serviço Nacional de Saúde. (2007). *Relatório da Comissão para a Sustentabilidade do Financiamento do Serviço Nacional de Saúde*. Despacho conjunto nº 296/2006 dos Ministérios das Finanças e da Administração Pública e da Saúde.

O esquema da Figura 2 traduz este triângulo, incluindo entidades financiadores (Governo Central — Ministério das Finanças), financiadores intermédios (Ministério da Saúde, ACSS, ARS, etc.), diferentes tipos de prestadores (hospitais e clínicas) e toda a complexidade de fluxos mencionada anteriormente.

FIGURA 2 — **Funcionamento de um sistema universal de saúde: caso português**

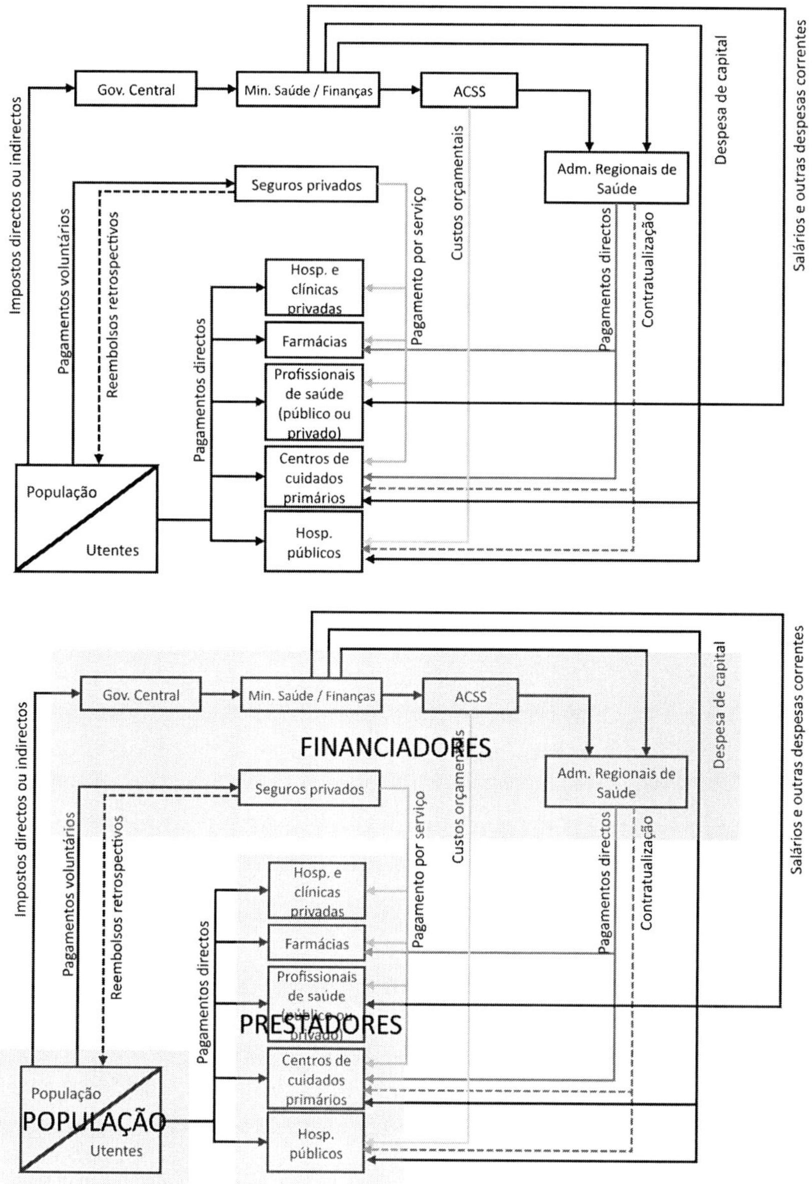

Esq: versão detalhada. Dir: Versão em «triângulo».

Fonte: Adaptado de Simões J, Augusto GF, Fronteira I, Hernández-Quevedo C. Portugal: Health system review. *Health Systems in Transition*, 2017; 19(2): 1—184, p: 56.

O motivo para existir esta intermediação entre financiadores e prestadores é simples: o risco individual de saúde é insuportável, exigindo mutualização — *i.e.* que todos paguem o infortúnio de todos os que o tiverem, seja qual for, seja quem for.

Os prestadores devem, no entanto, ser pagos a valores de mercado pelos procedimentos e serviços que prestam, sendo assim compensados de forma assente nas suas expectativas e no valor que acrescentam, ao promoverem um melhor nível de cuidados.

Note-se que, tal como referido, o sector da saúde é ambíguo, já que o utente não define a sua própria procura, nem sempre é capaz de a financiar por inteiro, ou mesmo de a diferenciar. Quem define a procura e presta os serviços, tipicamente, ganha por produção e não por valor criado. Além destas condições práticas, o Estado assume ainda papéis (contraditórios) de natureza moral ou política.

Modelos de organização do sector da saúde

A concreta distribuição de atribuições e competências dentro do sector da saúde depende das diferentes preferências ao nível da melhor estratégia para prevenir e mitigar riscos na área da saúde, da distribuição de tarefas entre os diversos intervenientes no sector e das diversas prioridades ao nível de alocação de recursos orçamentais.

A Tabela 1 procura sistematizar as diferenças fundamentais entre os principais modelos de saúde no mundo ocidental. Existe, no entanto, muita variedade entre modelos. Por exemplo:

- A Espanha, embora dispondo de um modelo de financiamento e prestação estatal, tem um modelo regionalizado, o que permite alguma concorrência dentro do sistema.
- Na Suécia, os municípios assumem alguma relevância na prestação de serviços de saúde, o que também introduz um elemento concorrencial.
- No Reino Unido, os prestadores de cuidados de saúde primários são todos eles privados e autónomos do Serviço Nacional de Saúde britânico (National Health Service — NHS), embora trabalhem em estreita colaboração com este e sejam pagos por ele de acordo com

os serviços que oferecem à população, numa lógica semelhante às USF existentes em Portugal, embora com mais autonomia.

- Do outro lado do espectro, nos EUA, embora o modelo assente em seguros privados, existem também seguros públicos especializados (Medicaid, Medicare).

TABELA 1 — **Tipos de modelos de saúde**

Modelo	Tipo de sistema	Financiamento	Prestação	Exemplos
Modelo Beveridgiano	Serviço Nacional de Saúde	Estado	Estado	Dinamarca, Finlândia, Islândia, Noruega, Suécia, Portugal, Espanha, Reino Unido
Modelo Beveridgiano	Seguro Nacional de Saúde	Estado	Privado	Irlanda, Itália
Modelo Bismarckiano	Subsistemas	Social ou subsectores	Privado	Alemanha, Áustria, Bélgica, Eslováquia, Estónia, França, Hungria, Israel, Luxemburgo, Países Baixos, Polónia, Rep. Checa, Suíça
Modelo EUA	Sistema privado	Privado	Privado	EUA

Fonte: Elaboração própria.

Como podemos ver, existem vários modelos de saúde com concorrência na prestação e no financiamento e nos quais os sectores privado e social fazem parte da solução.

FIGURA 3 — **Tipos de modelos de saúde**

Modelo Beveridgiano — Serviço Nacional de Saúde

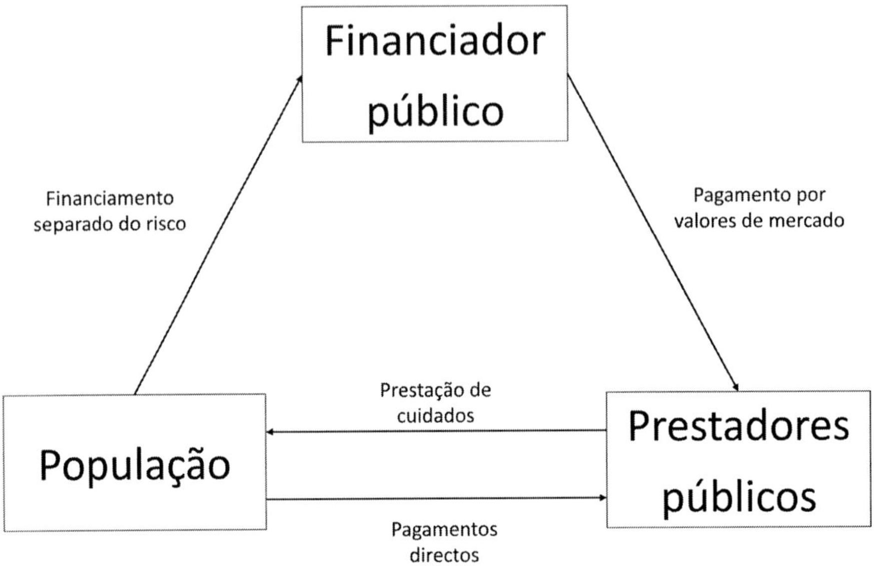

Modelo Beveridgiano — Seguro Nacional de Saúde

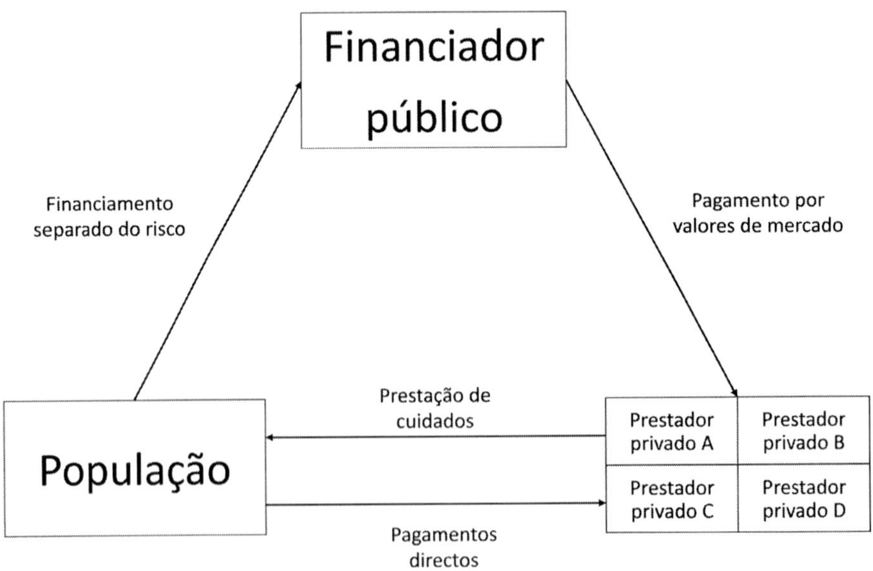

Modelo Bismarckiano — Subsistemas

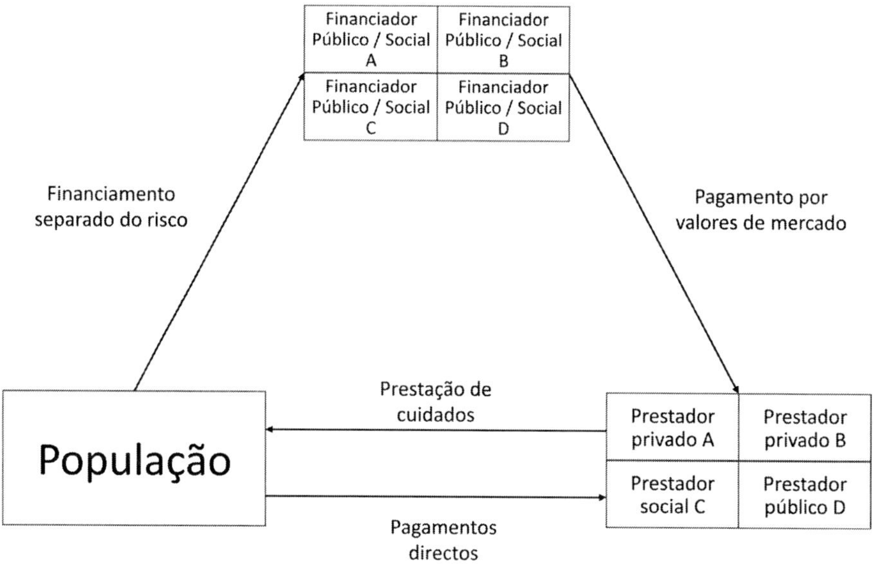

Modelo EUA — Sistema privado

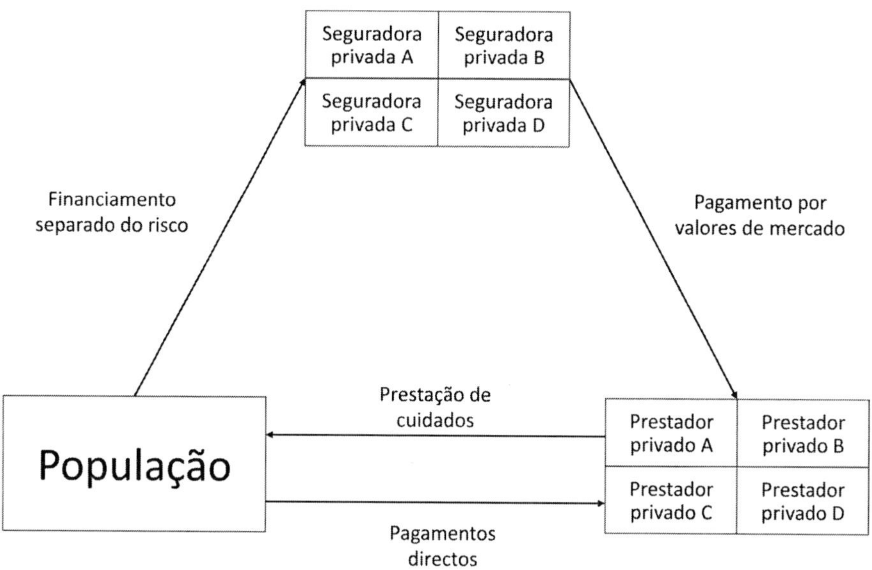

Fonte: Elaboração própria.

Qual o melhor modelo de saúde? Ou por que motivo é desejável ter um modelo europeu com prestação privada e financiamento público concorrencial?

Entendemos que os objectivos propostos se devem traduzir nos seguintes valores e princípios:

- Universalidade;
- Equidade no acesso;
- Gratuitidade do ponto de vista do utilizador/Protecção financeira (os custos directos e indirectos do tratamento, do acompanhamento e do sustento em caso de agravamento das condições de saúde podem ser catastróficos do ponto de vista financeiro, gerando inclusivamente situações de insolvência, exigindo assim adequada protecção financeira);
- Eficiência da gestão;
- Sustentabilidade financeira.

De forma a elaborar uma proposta de modelo de saúde, é importante olhar para os diferentes modelos de saúde e avaliar como respondem perante cada um destes valores e princípios.

Os países que serviram de *benchmark* foram: o Reino Unido e a Alemanha (os países que considerámos chave tendo em conta os dois grandes modelos de organização do sector da saúde), a Itália (pela proximidade cultural e por oferecer um Seguro Nacional de Saúde) e os Países Baixos, cujo modelo será o nosso sistema de referência, pois julgamos ser o país que melhor resposta dá aos valores e princípios acima referidos.

Outros países poderiam ter sido escolhidos para representar cada um dos modelos de saúde, sendo que as conclusões seriam, tendencialmente, as mesmas.

TABELA 2 — **Ilustração do modelo de saúde português *vs.* os modelos de saúde mais representativos existentes na Europa**

Valor	Indicador	Média	Beveridgianos		Híbrido	Bismarckiano	
			Portugal	RU	Itália	Países Baixos	Alemanha
Universalidade	População elegível (%) (2019)	OCDE: 98%	100%	100%	100%	99,9%	100%
	População satisfeita (%) (2019)	OCDE: 71%	67%	75%	61%	92%	85%
Equidade de acesso	População que declara ter necessidades não atendidas de cuidados médicos (%) (2019)	OCDE: 2,6%	1,7%	4,5%	1,8%	0,2%	0,3%
	População que declara ter necessidades de exames médicos não realizados por razões financeiras (%) (2019)	UE28: 0,9%	1,4%	0,1% (2018)	1,3%	0,1%	0,1%
	População, no percentil inferior de rendimento, que declara ter necessidades de exames médicos não realizados por razões financeiras (%) (2019)	UE28: 2,1%	2,8%	0,1% (2018)	2,0%	0,3%	0,5%
Gratuitidade/ /Protecção Financeira	% da despesa coberta em saúde (2019)	OCDE: 61%	75,5%	82,7%	73,8%	82,6%	84,6%
	Despesas de saúde suportadas directamente pelas famílias (*Out-of-pocket*) em % da despesa total em saúde (2019)	UE28: 15,57%	30,5%	15,9%	23,1%	10,6%	12,7%
	Proporção de famílias com despesas catastróficas com saúde (2015)	OCDE26: 5,8%	8,12%	1,43% (2014)	8,07% (2016)	NA	2,36% (2013)
Eficiência	Tempos de espera medianos para cirurgia às cataratas: tempos de espera desde a avaliação do especialista até ao tratamento (2019) (dias)	ND	118,7 (2018)	ND	25	52,4 (Média sobrestimação)	ND
	Tempos de espera medianos para prótese da anca: tempos de espera desde a avaliação do especialista até ao tratamento (2019) (dias)	ND	126,2 (2018)	ND	49	57,6 (Média sobrestimação)	ND
	Tempos de espera medianos para prótese de joelho: tempos de espera desde a avaliação do especialista até ao tratamento (2019) (dias)	ND	203,8 (2018)	ND	42	63,1 (Média sobrestimação)	ND
Sustentabilidade financeira	Taxa de crescimento composta da despesa de saúde em % do PIB entre 1960—2007	OCDE 26: 2,0%	3,9%	1,7%	1,2%	1,0%	0,7%
	Projecção da despesa de saúde em % do PIB em 2040 — indicadores: expectativa dos utentes, carga de doenças, alocação de recursos *vs.* ideal abaixo do ideal e custos unitários (2012)	N=21: 13,4%	16,2%	11,0%	11,4%	12,1%	12,5%

Fontes: Universalidade: *OECD Health Statistics 2021* | Equidade: *OECD Health Statistics 2021 e Eurostat 2021* | Gratuitidade/Protecção financeira: *OECD Health Statistics 2021* e *OECD Health Statistics 2019* | Eficiência: *OECD Health Statistics 2021* e *OECD Health Statistics 2020* | Sustentabilidade financeira: *John Appleby McKinsey & Co in partnership with the World Economic Forum 2012* e *Eurostat*.

Ao fazer a nossa análise, seleccionámos indicadores que não dependem do rendimento *per capita* dos diferentes países, nem da capacidade instalada (como número de camas, por exemplo). Centrámos a análise apenas nos resultados e em aspectos práticos de gestão.

A Iniciativa Liberal retira as seguintes conclusões, que nos parecem ser claras, dos dados constantes na Tabela 2:

- Universalidade: há outros modelos europeus tão universais como o português.
- Equidade de acesso: o SNS actual é o menos equitativo no acesso, o que é comum nos modelos beveridgianos ou com menor prestação privada ou do sector social. Podemos ir ainda mais longe se usarmos dados de acesso da ACSS: em Portugal, o acesso aos cuidados de saúde não está garantido a todos, não estando ao alcance, nomeadamente, das classes mais baixas (que, infelizmente, representam uma percentagem cada vez maior da população). Está apenas efectivamente garantido a quem acumula os descontos para o SNS (através dos impostos) com um seguro de saúde privado (são já 3 milhões de portugueses).
- Gratuitidade/Protecção financeira: o SNS actual não oferece, à semelhança dos restantes modelos beveridgianos, uma protecção financeira adequada. O compromisso (constitucional) de um serviço de saúde «tendencialmente gratuito» falha.
- Eficiência da gestão: o actual SNS usa as listas de espera como modelo de gestão e de controlo de custos, tal como todos os modelos beveridgianos ou com menor prestação privada ou do sector social.
- Sustentabilidade financeira: o actual SNS tem, como todos os beveridgianos, uma forte tendência despesista. Além da suborçamentação crónica, visível na Tabela 2, é de salientar que a Unidade Técnica de Acompanhamento Orçamental, que funciona junto da Assembleia da República e é transversal a todos os partidos, diz que há mecanismos orçamentais que funcionam como cativações e que se recorre à contabilidade criativa. Situação que, aliás, vem sendo também pública e notória. Acima de tudo, é de salientar que o nosso sistema está descontrolado e tornar-se-á insustentável. Muito antes da pandemia antecipava-se que a despesa com o SNS, em 2040, representaria 16% de tudo o que se produzir na

> economia portuguesa. Essa projecção tem-se verificado acertada. Actualmente, o SNS português já custa quase tanto como o holandês e não é difícil de prever que, mantendo a actual tendência, será, em 2040, bem mais dispendioso do que qualquer sistema com liberdade de escolha e com melhores resultados em saúde.

O actual SNS é pouco funcional na sua base e «perde» em todos os indicadores de acordo com o exercício de *benchmarking* realizado.

Portugal não tem o SNS centralizado e de prestação pública tendencialmente exclusiva por ser um país mais pobre que os outros. Pelo contrário, só um país rico desejará suportar o desperdício gerado pelo sistema de que actualmente dispomos.

Qual o melhor modelo de saúde, de acordo com a Iniciativa Liberal?

A Iniciativa Liberal considera que a existência de um sistema de saúde de qualidade a que todos tenham acesso efectivo é uma cláusula fundamental do contrato social entre os indivíduos e o Estado.

Consideramos que o SNS tem de dar mais escolha e gerar menos espera, para gerar melhor saúde.

O SNS actual tem demasiadas falhas e poucos incentivos para corrigi-las. É rígido e não é sustentável. E os problemas vêm da base, da forma como o sistema está desenhado.

O que os outros modelos europeus de saúde nos indicam é que é possível alinhar objectivos e incentivos para que, caso a realidade mude, o modelo se adapte às novas necessidades.

Conforme referido acima, atendendo às inúmeras falhas de mercado, às necessidades e aos direitos da população, é preciso trazer para a organização do sector da saúde o que de melhor o Estado, o sector privado e o sector social podem fazer, focando-nos em obter os melhores resultados de saúde para todos.

TABELA 3 — **Qual o melhor modelo de saúde?**

	SNS actual	**SNS proposto pela IL**	**Observações**
Origem do acesso	Cidadania	Residência (critério mais amplo) e escolha individual	Fica claro que há um bem público, que há direitos e deveres dos cidadãos e do Estado e têm-se em conta as preferências e a liberdade de escolha do indivíduo.
Financiamento	Impostos + Taxas	Contribuições individuais (e impostos, para financiar os que não podem pagar)	O financiamento fica claro, transparente e sustentado. Quando houver pressão para aumento dos gastos, há um resultado directo na contribuição, com impacto no salário individual e na totalidade das remunerações.
Financiador	Estado	Subsistemas	Conseguimos ter maior dinamismo e inovação, condições essenciais para uma adaptação às necessidades efectivas de saúde.
Benefícios	Implícito e não declarado	Explícito e declarado num contrato	Os serviços de saúde passam a ter instrumentos tangíveis e expressos, fomentando maior escrutínio e controlo pela sociedade. Promove-se assim a diminuição da corrupção e dos abusos e a melhoria do planeamento, etc.
Gestão	Dependente do Ministério das Finanças de turno Orçamento negociado a cada ano	Independente do Ministério das Finanças Deverá ser um subsector do Estado, tal como a Segurança Social	Fim das cativações e garantia de provisão efectiva de financiamento.
Prestadores	Tendencialmente públicos	Contratação do sector público, do sector privado e do sector social	Pagamento de acordo com as regras de mercado; mobilização de toda a capacidade instalada; incentivos à criação de capacidade instalada adequada.

Fonte: Elaboração própria.

PROPOSTA

O triângulo da Figura 4 sustenta o modelo liberal da saúde, que força o dinheiro a ir atrás do utente, replicando, na medida do possível, os aspectos de eficiência de mercado de um bem ou serviço comum. Note-se que, tal como referido, o sector da saúde é ambíguo, já que o utente não define a sua própria procura e nem sempre é capaz de a financiar por inteiro, ou mesmo de a diferenciar. Quem define a procura e presta os serviços, tipicamente, ganha por produção e não por valor criado. Etc. Além destas condições práticas, o Estado assume ainda papéis (contraditórios) de natureza moral ou política.

Nas secções seguintes, detalham-se os fluxos financeiros e as entidades que compõe cada um dos vértices do triângulo da saúde: população, financiadores e prestadores.

FIGURA 4 — **Nova organização do sistema de saúde**

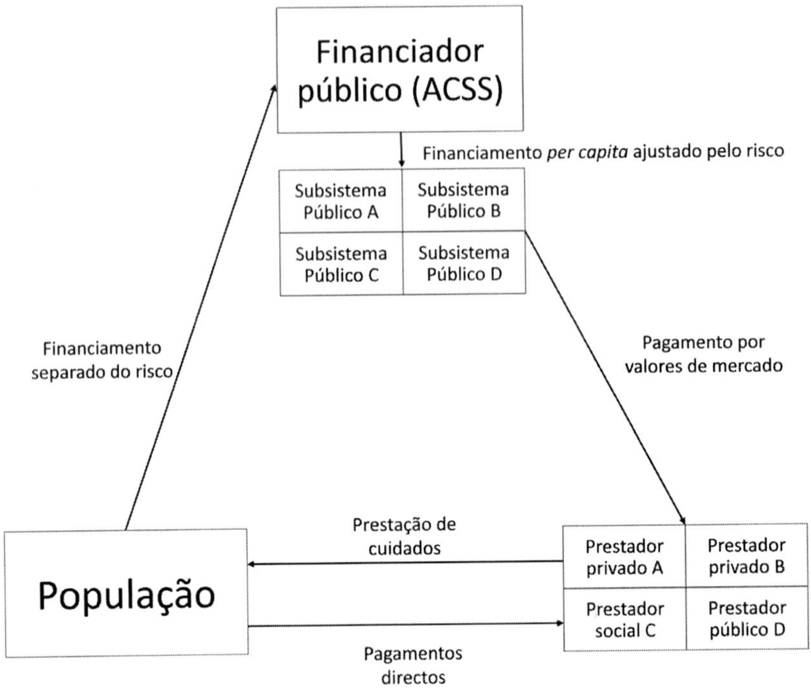

Fonte: Elaboração própria.

Financiadores

- Autonomizar o Serviço Nacional de Saúde como um subsector independente do Estado, garantindo receitas próprias e independentes do controlo do Ministério das Finanças.
- Estabelecer subsistemas, dentro do Serviço Nacional de Saúde, com capacidade para actuar em todo o território, por adaptação, conversão e substituição das actuais Administrações Regionais de Saúde (ARS), e com a função de financiar a prestação de cuidados de saúde a todos os cidadãos, dentro dos limites dos recursos humanos, técnicos e financeiros disponíveis e acordados com os prestadores e cumprindo os contratos de concessão com o Estado. Note-se que, actualmente, as cinco ARS são responsáveis pela gestão estratégica

da saúde da população a nível local, pela supervisão dos hospitais do SNS, pela gestão directa dos prestadores e centros de cuidados de saúde primários públicos, bem como pela execução dos objectivos da política de saúde nacional. Em 2018 foram transferidas várias competências para os municípios, que terão de se articular com os subsistemas. Estes detalhes são relevantes, pois o que se pretende fazer é aumentar o âmbito da estrutura existente, reconhecendo o nível de maturidade actual na condução dos cuidados de saúde e tornando esta mudança exequível.

- Garantir que os subsistemas continuarão a ter como missão financiar a todos os cidadãos convencionados — *i.e.* (*grosso modo*) todos os residentes em Portugal e os portugueses que façam desconto e vivam noutras geografias — os cuidados de saúde, nos limites dos recursos humanos, técnicos e financeiros disponíveis e acordados com os prestadores e respeitando os contratos de concessão com a administração central.
- Nenhum subsistema pode excluir ou recusar um indivíduo, sob que critério for — não há quaisquer exclusões por doenças pré-existentes ou exclusões por rendimento ou efectividade de pagamento das contribuições, ou qualquer outro critério de exclusão.
- Garantir que a organização de redes de saúde se alicerça em dois pilares: dados de utentes e terapêutica, ambos geridos centralmente, e gestão de rede de prestadores.
- Asseverar que a organização das redes de prestação assenta em diferentes tipologias de unidades de saúde (hospitais, clínicas, consultórios, com diferentes especialidades), que trabalham de forma articulada, integrada e intersectorial.
- Assegurar que a organização do financiamento e dos cuidados prestados tem por base uma política de dados tão acessível quanto possível.
- Garantir que cada subsistema é livre de organizar as suas redes de prestadores e que na organização da sua oferta deverão ser consideradas por cada um dos subsistemas, pelo menos, as seguintes redes:

    - Rede de cuidados a doenças raras;
    - Rede de cuidados continuados;
    - Rede de cuidados de emergência (incluindo as vias verdes);

  - Rede de cuidados de farmácia;
  - Rede de cuidados de reabilitação;
  - Rede de cuidados dentários;
  - Rede de cuidados de saúde mental;
  - Rede de cuidados paliativos;
  - Rede de cuidados primários e ambulatórios;
  - Rede de cuidados secundários/especialidade;
  - Rede de cuidados de oncologia;
  - Rede de saúde ocupacional e escolar.

- Assegurar que os subsistemas são financiados com base num valor *per capita* ajustado pelo risco.
- Garantir a obrigatoriedade de pertença a um subsistema.
- Asseverar que a escolha (ou adesão) entre cada um dos subsistemas é livre e definida pelo utente.
- Garantir liberdade efectiva do utente para substituir o seu subsistema.
- Assegurar que a adesão a um subsistema leve em linha de conta a entidade patronal ou outra forma de organização colectiva, para garantir que não há qualquer selecção adversa exercida pelos subsistemas.
- Impor um regime de divulgação pública de informação sobre os níveis e os requisitos de capital dos subsistemas.
- Diligenciar para que os subsistemas remunerem os prestadores e fornecedores de forma atempada e a valores de mercado.
- Constituir uma câmara de compensação entre os diferentes subsistemas que faça o ajustamento com base em critérios claros e actuariais.
- Garantir mecanismos de financiamento autónomos para redes de prestação que exijam escala ou que contemplem elevadas assimetrias de informação. Ou seja, as seguintes redes continuarão a ser centrais em termos de gestão e financiamento:

  - Rede de saúde pública;
  - Rede de cuidados de emergência;
  - Rede de cuidados paliativos;
  - Rede de cuidados continuados;

  - Rede de cuidados de saúde mental;
  - Rede de cuidados a doenças raras.

- Além da gestão directa, pretende-se garantir que a Administração Central mantém capacidade de intrusão e de negociação em toda a cadeia de valor da saúde.
- Numa primeira fase, os subsistemas terão como utentes a sua população actual. É desejável que tão cedo quanto possível os diferentes subsistemas possam concorrer no mercado nacional (e internacional, uma vez que os serviços públicos podem e devem ser serviços de exportação, sem colocar em causa o acesso aos residentes).
- Os subsistemas deverão respeitar a legislação de seguros, quer no que respeita ao regime de transparência de informação quer no que concerne aos requisitos de capital, prevenindo e mitigando adequadamente riscos de insustentabilidade (e evitando situações de insustentabilidade, como agora existe na ADSE).

Prestadores

- Os prestadores continuarão a ter como missão prestar a todos os cidadãos convencionados os cuidados de saúde, nos limites dos recursos humanos, técnicos e financeiros disponíveis e acordados com os subsistemas.
- Os prestadores públicos, privados e sociais devem poder contratualizar a sua oferta com os diferentes financiadores.
- Deverá ser permitida a reorganização de prestadores clínicos públicos de forma a aumentar a rede e a capilaridade de prestadores, aumentando o nível de proximidade da prestação.
- Deverá ser permitida a reorganização da rede de farmácia de forma a permitir unidades descentralizadas de saúde e de maior apoio à população, aumentando o nível de proximidade da prestação.
- A organização de prestadores deve ser facilitada, separando a propriedade do prestador da prestação de cuidados e separando a execução clínica do controlo clínico.
- É recomendável que um prestador tenha acesso a vários financiadores. A entidade reguladora deverá assegurar que tal aconteça,

tendo em conta as especificidades das diferentes redes e os níveis de procura.

- Garantir a gestão pública directa de um número suficiente de unidades de prestação que permita às autoridades de saúde conhecer a actividade e assim melhorar a sua capacidade de intrusão e negociação na área da prestação clínica.
- É fundamental que a adesão dos prestadores aos subsistemas se faça por unidade e não por lógica de grupo, garantindo concorrência entre prestadores e afastando o abuso de poder.

População

- O acesso aos diferentes financiadores será livre, *i.e.*, todos os trabalhadores e agregados devem escolher o seu subsistema (formados a partir das ARS que passarão a ser concorrenciais e a operar em âmbito nacional), de acordo com os seus critérios individuais.
- O pagamento das contribuições será uma taxa sobre o salário — obrigando a uma reconfiguração de impostos de forma que o nível de fiscalidade não aumente. No curto prazo, e de forma transitória, e para garantir que a pressão fiscal não aumenta, admitimos uma consignação do total da receita fiscal para a saúde, mas assegurando que esse valor surja destacado no recibo de vencimento.
- É aconselhável que a escolha do subsistema leve em linha de conta a entidade patronal. Ou seja, este pode recomendar (ou negociar) melhores condições de prestação (proximidade aos prestadores, experiência, etc.). O principal motivo para esta subscrição conjunta por empresa é garantir que o financiamento assenta numa ótica de cooperativas de risco (lógica de subsistemas), diminuindo a tensão de selecção adversa que, mesmo com a contribuição tabelada e câmara de compensação, continuará a insistir.
- O Estado pagará a contribuição correspondente aos apátridas ou refugiados a residir em Portugal, à população inactiva e aos desempregados. Ninguém será excluído ou terá tratamento diferenciado devido ao rendimento de que dispõe.
- Poderá haver franquias, co-pagamentos ou taxas moderadoras, mas apenas como forma de moderação da utilização do sistema. Estas

devem seguir diferenciadas por rendimento do utente para não se criarem redes de prestação de qualidade diferenciada.

- Todos os estrangeiros com visto de residência serão obrigados a contratar um seguro de saúde ou poderão ser obrigados a pagar o valor da contribuição de forma antecipada.
- Os nacionais sem residência no território poderão ter acesso ao seu subsistema, desde que paguem a contribuição correspondente. Note-se que o subsistema não deverá suportar os custos de repatriamento.
- Todos os nacionais que não tenham residência em Portugal e que não paguem a contribuição perderão o acesso ao subsistema, excepto se forem crianças, cidadãos acima dos 75 anos de idade ou com necessidades especiais e outros casos especiais a definir.
- Todos os residentes ou viajantes ou excursionistas em Portugal terão acesso à rede de emergência, de saúde pública e demais redes centralizadas.
- Os portadores de doenças raras deverão prioritariamente ter acesso aos seus dados clínicos de forma autónoma, a fim de garantir redundância no sistema de dados, e com isso ter os cuidados necessários atempados e urgentes em qualquer unidade de saúde.

PERGUNTAS FREQUENTES

Vamos ter menos cuidados no novo sistema de saúde?

Não. No mínimo, estarão assegurados os mesmos cuidados (o mesmo nível de cobertura) que existem actualmente no SNS, com a clara vantagem de a população poder ter acesso a esses cuidados em tempo útil. Algo que, como sabemos, não acontece hoje em dia.

Posso mesmo escolher o meu médico?

Pode escolher sempre o seu médico. A liberdade de escolha é um elemento-chave desta proposta.

Se ele fizer parte do seu subsistema, a escolha é muito simples, basta marcar a consulta. Esse é um dos princípios. Se o médico que deseja não fizer parte da rede de subsistema, pode mudar de subsistema.

Posso ir a qualquer médico, de qualquer especialidade?

Sim. Porém, se quiser ser consultado por uma especialidade directamente, ou seja, sem ser referenciado pelo seu médico de família, terá de suportar uma taxa moderadora mais elevada. O recurso ao médico de família como primeiro ponto de contacto e *pivot* dos cuidados de saúde é assim premiado e congruente com a Definição Europeia da Especialidade de Medicina Geral e Família pela Sociedade Europeia de Clínica Geral/Medicina Geral e Familiar. Esse é um dos motivos da existência das taxas moderadoras, que já existem no modelo actual, embora o seu uso tenha excedido em muito essas competências.

Alguém pode ser excluído do novo sistema?

Ninguém poderá ou será excluído. Nenhum subsistema pode excluir ou recusar um indivíduo, seja sob que critério for (idade, género, rendimento ou condições clínicas pré-existentes, ou qualquer outro).

Também o valor da contribuição de saúde será idêntico entre todos os subsistemas, e igual perante todos os cidadãos, não estando assim sujeito a alterações individuais consoante os critérios acima descritos.

Importa ainda destacar que a proposta contempla que os indivíduos em situação de desemprego, inactivos, apátridas ou refugiados terão a sua contribuição paga pelo Estado português.

Mais, os cidadãos portugueses a residir e trabalhar no estrangeiro poderão ter acesso aos subsistemas de saúde em Portugal, desde que paguem a contribuição correspondente. O mesmo acontecerá com os cidadãos estrangeiros a residir legalmente em Portugal, que serão altamente aconselhados a aderir a um subsistema — ou individualmente ou via empregador. O critério de adesão é a residência e não, necessariamente, a nacionalidade.

Assim, ninguém ficará excluído!

E se eu não tiver pago a contribuição? Ou se a minha empresa tiver dito que pagou e não o fez?

Ninguém será excluído. Quem não pagou terá sempre acesso ao serviço de saúde. Quem não pagou e devia tê-lo feito contraiu uma dívida perante o Estado que terá de resolver junto das autoridades — um processo de execução fiscal, como tantos outros já existentes.

«Os actuais seguros de saúde não oferecem o mesmo que o SNS!»

A Iniciativa Liberal não está a propor um seguro de saúde privado para cada cidadão.

Mesmo esquecendo as questões de financiamento, um seguro de saúde tem limitações: a adesão é individual e, por isso, dependente das condições pré-existentes. Ou seja, há exclusões.

Por outro lado, se obrigássemos os seguros privados a admitir todas as pessoas, compensando no fim os riscos entre seguradoras, alguém teria de pagar essa factura. Não podemos colocar nos prestadores o controlo da despesa.

Não queremos, portanto, a solução de assegurar um seguro de saúde privado para cada residente.

Há sistemas de seguros colectivos privados (ou semiprivados) que resolvem o problema das condições pré-existentes — obrigando à entrada da família como um todo ou dos colaboradores da empresa. Porém, não sendo seguros obrigatórios, corre-se o risco de selecção adversa: os que acreditam que são mais saudáveis não entram, dificultando o financiamento do risco — isto é, da prestação de cuidados. De outra forma, os sistemas de seguros colectivos não obrigatórios ou estão falidos (como a ADSE) ou têm demasiadas limitações na sua oferta.

O caminho não pode ser, por isso, o da oferta de um seguro de saúde privado para cada cidadão a residir em Portugal. De uma forma mais simples, o que propomos é a constituição de «mini-SNS» (*i.e.*, subsistemas públicos) que concorram entre si e permitam ao cidadão liberdade de escolha.

Estes subsistemas terão de oferecer, pelo menos, a prestação de cuidados de saúde que o SNS oferece, mas com liberdade de escolha para o utente e com um novo modelo de financiamento. Teremos mais e melhores cuidados de saúde, devido ao aumento da oferta e da concorrência entre prestadores de saúde. De uma forma muito concreta, conseguiremos reduzir listas de espera, incluir liberdade de escolha nos cuidados de saúde e um melhor controlo dos gastos em saúde.

Em 2019, diziam que queriam «ADSE para todos», o que mudaram?

Na proposta da Iniciativa Liberal, a expressão «ADSE para todos» significa, e significava, que há um (sub)sistema público para todos. É isso que continuamos a defender.

A Iniciativa Liberal referiu-se à ADSE como um sistema com maior liberdade de escolha. Defendemos uma ADSE para todos, não a ADSE (como a conhecemos hoje) para todos.

Reformulámos a nossa proposta para tornar mais claro o que defendemos.

O que significa então «um sistema de saúde para todos»?

Significa equidade no acesso aos serviços de saúde e liberdade para o utente escolher o prestador. Significa um sistema mais justo, mais livre e que exige a criação de um Estado mais forte e mais ágil, a funcionar em articulação com os prestadores de saúde públicos, privados e sociais.

A essência da proposta da Iniciativa Liberal é que o utente tenha poder para escolher o seu prestador de cuidados de saúde, seja este pertencente a uma rede de prestação pública, privada ou social. A nossa proposta assenta numa reformulação do modelo de gestão e prestação de cuidados de saúde. Queremos que todos tenham acesso ao prestador que desejem, num modelo de saúde como encontramos em países europeus, com resultados comprovados. Significa promover mais capacidade instalada e poder contar com toda a capacidade instalada no país a todo o momento.

O actual Serviço Nacional de Saúde deixa por acudir os mais vulneráveis e excluídos da sociedade. As listas de espera afectam sobretudo quem não tem dinheiro e quem não pode, pelos seus próprios recursos, procurar uma solução alternativa. São 700 mil as pessoas que não têm acesso a um médico de família, e quase 20% das cirurgias são realizadas fora do tempo clínico recomendado. Isto devido a um processo burocrático, muitas vezes assente na geografia (residência do utente), que vai contra todas as recomendações racionais de optimização de um sistema de saúde.

A adesão a um subsistema é obrigatória?

Sim. O acesso aos cuidados de saúde que a Iniciativa Liberal propõe é universal e obrigatório.

Pressupõe que todos os cidadãos devem estar, obrigatoriamente, inscritos num subsistema de saúde, sendo que todos deverão descontar uma percentagem do seu salário para esse subsistema. Sim, será uma contribuição obrigatória, mas que não se perderá nos meandros do Orçamento do Estado. Terá efeito palpável e imediato, pois estará alocada de forma directa à Saúde.

Quem não a puder pagar (por estar desempregado, ser criança ou qualquer outro motivo) terá o Estado a pagar por sua vez, para que ninguém fique de fora.

Como se conjuga o actual SNS com o modelo proposto pela Iniciativa Liberal?

Vamos transformar as Administrações Regionais de Saúde (ARS) em verdadeiros subsistemas de saúde, que, conjuntamente, passarão a financiar redes de prestadores públicos, privados ou do sector social.

Deixaremos, assim, de ter um sistema único, mas teremos vários subsistemas que irão concorrer pela prestação e pela satisfação dos seus utentes. A concorrência em qualquer mercado é garantia de qualidade, eficiência e inovação. No seu conjunto, a universalidade estará assegurada, dado que a adesão a um subsistema é obrigatória.

Os subsistemas de saúde terão como missão garantir o acesso de todos os cidadãos aos cuidados de saúde.

Actualmente, as ARS têm capacidade de negociar (e negoceiam) com os prestadores públicos (do Serviço Nacional de Saúde). O que estamos a propor é uma transformação, para que possam negociar de igual modo com prestadores privados e do sector social, o que permite aumentar a capacidade instalada.

Pretendemos garantir uma transição suave do modelo de saúde: temos de garantir que as pessoas e instituições se transformam, entendem o novo modelo e encontram o seu espaço nesse modelo.

As ARS serão os financiadores do sistema (serão subsistemas) e terão de fazer acordos com cada um dos prestadores (médicos, centros de saúde, hospitais, clínicas, etc.) públicos, privados e do sector social, em todo o país.

A prazo, as ARS deverão entrar em concorrência entre si e com outros financiadores, alargando a sua capacidade de actuação a outras regiões, promovendo uma verdadeira e sã concorrência entre subsistemas em todo o país.

Cada pessoa escolherá (obrigatoriamente) o seu subsistema. E todos terão acesso a qualquer um dos subsistemas criados. Ninguém pode ser excluído ou ver recusado o acesso ao sistema de saúde, seja com base em que critério for: idade, género, rendimento, doenças pré-existentes, ou qualquer outro critério.

A Iniciativa Liberal quer acabar com o SNS?

Não. Não existe razoabilidade alguma nessa ideia. A Iniciativa Liberal acredita num sistema universal de saúde. A IL acredita num sistema à semelhança do que existe na generalidade dos países europeus. Um sistema de saúde que funcione efectivamente, que não discrimine ninguém à partida, que elimine ou reduza drasticamente as listas de espera e que assente na liberdade de escolha.

Defendemos um modelo em que qualquer cidadão tenha liberdade de escolha quanto ao prestador, de forma a evitar listas de espera, a promover cuidados atempados e uma actuação efectiva do sector da saúde a longo prazo, promovendo uma satisfação generalizada em relação aos cuidados prestados.

Defendemos também um SNS de qualidade, menos centralizado e que contenha em si os incentivos à melhoria contínua dos cuidados prestados e à satisfação dos seus utentes.

Manifestamente, a organização actual do SNS não dá resposta às necessidades da população. Esta falha é estrutural, advém do seu modelo organizativo — por isso é urgente mudar o próprio modelo, numa ótica existente noutros países europeus, tornando-o sustentável, preparando-o para o envelhecimento da população e reformulando-o de modo que coloque os utentes no centro da sua organização.

O que a IL pretende, assim, não é acabar com o SNS, mas salvá-lo, travar a sua degradação e resolver os seus problemas, assegurando cuidados de saúde sustentáveis e de qualidade.

Estas propostas não deixam mais desprotegidos os cidadãos que têm menos recursos?

Não. Bem pelo contrário. Todos, sem excepção, terão possibilidade de acesso a todos os prestadores do seu subsistema, e essa é uma das forças da proposta da Iniciativa Liberal.

O actual sistema deixa as pessoas sem cuidados e apresenta problemas inaceitáveis de equidade no acesso: quem tem seguros de saúde, ADSE, ou mais dinheiro pode recorrer aos prestadores de saúde privados. Os que não têm são obrigados a esperar pela resposta do SNS, que muitas vezes não vem ou que, vindo, chega em tempos acima dos medicamente aceitáveis/recomendáveis. Esta situação é, para a Iniciativa Liberal, inaceitável.

A nossa proposta é mais equitativa. Todos poderão escolher o seu subsistema e dentro dele escolher o seu prestador de serviços de saúde. A proposta da Iniciativa Liberal não deixa ninguém desprotegido. Muito menos os que têm menos recursos.

Por que motivo escolheram o modelo holandês como referência e não o modelo espanhol — considerado também um dos melhores do mundo?

Fomos buscar o melhor de cada um dos modelos de saúde existentes na Europa.

O modelo holandês premeia tanto a possibilidade de escolha do subsistema e do prestador como os ganhos de saúde (resultado clínico) e a inovação, além disso permite reduzidas listas de espera. Estes foram os nossos principais focos.

O modelo espanhol tem várias especificidades. Há, *grosso modo*, vários subsistemas regionais. Embora não haja concorrência directa nos subsistemas, há incentivo à inovação através de comparação das diferentes ofertas regionais. A proposta de transformação das ARS em subsistemas foi, em parte, inspirada nesta solução.

O sistema de saúde organizado em subsistemas vai custar mais ou menos?

Deverá custar mais 1% do PIB. Contudo, a saúde deve ser vista como um investimento e não um custo. Uma população saudável produz mais e recorre menos aos cuidados de saúde, nomeadamente, aos cuidados secundários e agudos (que são tipicamente mais caros).

A nossa referência é a Holanda, que tem um modelo muito semelhante ao que estamos a propor e uma população de dimensão semelhante à do nosso país. Se considerarmos esse país como referência, sabemos que os gastos totais directos de saúde (públicos e privados) tenderão a aumentar um ponto percentual do PIB (em 2018, os últimos dados disponíveis no

Eurostat antes da pandemia indicam que o total das despesas correntes em saúde era 9,97% do PIB na Holanda contra 9,45% em Portugal).

Sabemos que na Holanda esta solução custa mais, havendo enormes medidas de controlo da despesa dos subsistemas sobre os prestadores — que são pagos, *grosso modo*, com base na produção —, o que permite que não haja listas de espera significativas. A solução traz, no entanto, inúmeros ganhos.

Compare-se esse modelo com o sistema português. O sistema português actual só gasta o que as Finanças permitem — logo, tem o défice que se deseja e a diferença é paga em listas de espera e em ausência de tratamento, incluindo em cirurgias e consultas de especialidade que ultrapassam o tempo de espera clinicamente aceitável. Importa realçar que esses atrasos têm custos muito relevantes, embora mais difíceis de medir, porque são custos indirectos.

A título de exemplo, uma pessoa cujo trabalho exija caminhar frequentemente e passar muito tempo de pé, com uma condição tão simples de resolver como um hidrocelo testicular volumoso, no actual sistema, dada a benignidade clínica relativa da sua condição, pode ter de esperar mais de um ano pela cirurgia correctiva. Tal gera mais sofrimento ao utente, diminuição da sua produtividade e uma sobrecarga do sistema de Segurança Social com gastos desnecessários. Pode também gerar um agravamento desnecessário da doença, com os custos que lhe são inerentes.

A solução da Iniciativa Liberal introduzirá acesso efectivo a cuidados de saúde, tanto do lado dos prestadores, que sabem que ganham mais se fizerem mais, como do lado dos utentes, que sabem que as suas necessidades de saúde serão mais rapidamente atendidas, o que trará benefícios para a sociedade como um todo.

É de notar que o esforço directo das famílias com saúde (*out-of-pocket expense*) é menor na Holanda do que em Portugal.

GRÁFICO 1 — **% dos pagamentos directos das famílias na totalidade da despesa do SNS (*Out-of-pocket expenditure on healthcare*) em 2019**

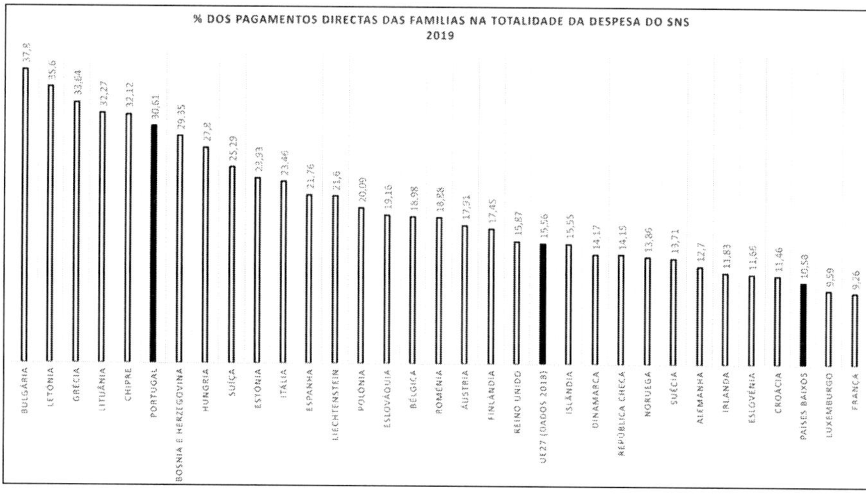

Fonte: Eurostat.

Quanto vai custar o sistema proposto pela Iniciativa Liberal?

Não é possível quantificar o custo final com precisão, mas, por inferência, deverá custar mais cerca de 1% do PIB. De facto, o sistema holandês custa 9,97% do PIB e o português custa 9,45%.

É preciso acrescentar três pontos adicionais para melhor enquadrar estes dados:

1. Portugal é mais pobre do que a Holanda, logo, cada euro colocado na saúde custa-nos muito mais do que aos holandeses.
2. É natural que um sistema que produza mais, que vá ao encontro das necessidades dos cidadãos como o que propomos, seja mais caro. Mas trará ganhos em saúde, menor despesa em apoios sociais, tais como o subsídio de doença, e aumentos de produtividade.
3. Um sistema de saúde eficiente irá poupar em baixas e gastos futuros de saúde. Esses valores são muito difíceis de calcular.

GRÁFICO 2 — **Despesas correntes em saúde em % do PIB em 2019**

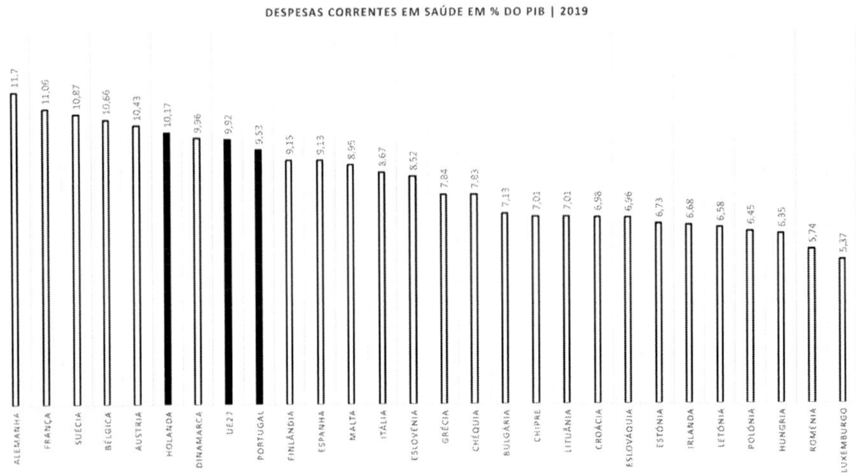

Fonte: Eurostat.

O sistema actual só gasta o que as Finanças permitem — portanto tem o défice que se deseja e a diferença é paga em listas de espera e em atrasos nos tratamentos, em cirurgias e em consultas de especialidade que ultrapassam o tempo de espera clinicamente aceitável.

A solução da Iniciativa Liberal induzirá o acesso efectivo a cuidados de saúde. Assim, conforme referido anteriormente, tanto os prestadores como os utentes sairão a ganhar. Os primeiros porque se fizerem mais, ganham mais; os últimos porque verão as suas necessidades de saúde atendidas mais rapidamente.

A Iniciativa Liberal considera que será possível minimizar os custos de transição para o novo sistema e de gestão utilizando e convertendo estruturas já existentes, e com o nível de maturidade adequado, por forma a assumirem novas funções no novo sistema.

As propostas da Iniciativa Liberal conduzirão a um sistema de saúde como o que há nos Estados Unidos?

Não. O sistema existente nos Estados Unidos é desadequado face aos objectivos que pretendemos atingir, nem existe qualquer base para se fazer essa comparação. Estamos a propor um modelo inspirado pelas melhores práticas europeias.

Os portugueses têm capacidade de aceitar modelos de subscrição conjunta/empresarial que auxiliem o acesso aos subsistemas públicos? E aceitarão ter o seu acesso gerido por subsistemas?

Sim. Aliás, de certa forma, já o fazem com os seguros de acidentes de trabalho.

Os acidentes de trabalho são uma área social onde o Estado não intervém. A cobertura de acidentes de trabalho é prévia ao Estado Novo e a qualquer sistema social nacional e funciona relativamente bem. Actualmente, não exclui ninguém, a sua subscrição é obrigatória e a seguradora escolhe o prestador de saúde, sem que isso cause problemas de aceitação a nenhuma das partes envolvidas. Note-se que a Iniciativa Liberal propõe uma solução de livre escolha do prestador dentro de uma rede proposta, ao contrário do caso dos acidentes de trabalho, em que o prestador é escolhido pela seguradora.

A solução da Iniciativa Liberal é ainda mais livre, pelo que deve ser ainda mais facilmente aceite.

Resumindo: não há problemas culturais em Portugal no que toca a soluções liberais na área social e na área de saúde. Há, isso sim, uma grande necessidade destas.

O modelo de saúde aqui proposto assenta na concorrência no mercado de saúde, mas como vamos ter concorrência entre os subsistemas se os mesmos vão nascer do Estado e se a prestação dos cuidados vai ser fortemente controlada por este?

Os subsistemas públicos vão concorrer uns com os outros, sendo as pessoas livres de mudar de subsistema e impondo pressão para a melhoria da organização dos cuidados de saúde, o que leva à melhoria contínua — é essa pressão derivada da escolha. Isso acontece, por exemplo, com as universidades. Mesmo sem pressão pelo lucro, o sistema universitário tem ganho pela concorrência entre entidades públicas.

Do lado da prestação, os médicos e os demais profissionais clínicos serão pagos com base na sua produção, pelo que, mesmo controlada pela exigência de elevados padrões de qualidade, existe um relevante incentivo à inovação.

As famílias pagarão mais?

O esforço directo das famílias (*out-of-pocket*) é menor na Holanda do que em Portugal. Ou seja, é expectável que paguem menos em medicamentos e nos diferentes actos clínicos.

«A ADSE está solvente! É por isso que a Iniciativa Liberal quer entrar neste mercado!»

A IL não defende que todos tenham acesso à ADSE. A Iniciativa Liberal defende que todos tenham acesso a um subsistema de saúde público que ofereça liberdade de escolha de prestador, à semelhança do que ocorre com quem aderiu à ADSE.

Por outro lado, a ADSE não está solvente. A ADSE não tem um problema de sustentabilidade no presente, mas tê-lo-á no futuro, algo que será evidente quando adoptar o regime de divulgação de informação Solvência II. Os relatórios e recomendações do Tribunal de Contas explicam o problema com clareza, tal como o fazem outras fontes de informação publicamente disponíveis.

A ADSE é um seguro de saúde que concorre com seguros de saúde privados e devia ser obrigado a cumprir os mesmos rácios de capital e de solvência e a ter os mesmos deveres de transparência e de divulgação de informação que os seguros privados. Mais, a entidade supervisora (no caso, a Autoridade de Supervisão de Seguros e Fundos de Pensões) deveria supervisionar também a ADSE.

Se a solvência for um tema considerado discutível, ou se não se quiser ser demasiado «agressivo» com esta exigência, poder-se-á exigir que a ADSE cumpra, pelo menos, os deveres das seguradoras cativas (seguradoras internas de grandes grupos e que fazem autosseguro). As cativas têm requisitos mais leves, mas são obrigados a respeitar requisitos de capital e deveres de transparência.

Finalmente, os beneficiários da ADSE devem ser beneficiários dos saldos excedentários que este esquema tem no curto prazo, bem como responsáveis pelos inevitáveis défices que o Tribunal de Contas diz que estão iminentes. Ou seja, os prémios dos beneficiários da ADSE devem ser suficientes para fazer face às responsabilidades previstas pelos melhores cálculos actuariais.

«Como podem então dizer que a ADSE não está solvente, se não há números de solvência?»

Há alguns indícios. Já por diversas ocasiões a ADSE teve de alargar a sua base de clientes para garantir as responsabilidades de curto prazo. Esse alargamento não é feito por «simpatia», mas para resolver o problema contributivo — precisam de mais pessoas na base para alimentar as responsabilidades futuras.

O próprio Tribunal de Contas afirmou, em 2016, o seguinte: «Segundo estudo realizado por entidade independente, a pedido da ADSE, [...] a ADSE, embora sustentável a curto e médio prazo, não é sustentável para além de 2024 central, e na sua configuração actual. A sua actividade é já deficitária a partir de 2019, embora os excedentes acumulados até 2018 permitam acomodar estes défices até 2024.»

A solução tem sido alargar a base de subscrição, tornando a ADSE um esquema de Ponzi.

Por outro lado, queremos que a ADSE tenha um modelo de reporte financeiro semelhante a uma entidade privada, a uma seguradora que segue as regras europeias. A sua solvabilidade será mais conhecida e, por isso, mais fácil de gerir.

«Se a ADSE não é rentável porque quer a Iniciativa Liberal alargá-la?»

A proposta da Iniciativa Liberal não consiste num «alargamento da ADSE», mas sim na criação de subsistemas públicos de saúde de adesão obrigatória em que existe liberdade de escolha de prestador, como sucede na ADSE.

O nosso foco encontra-se na prestação efectiva de cuidados de saúde com uma boa gestão financeira. O que nos interessa é que os portugueses tenham uma maior confiança no seu acesso a cuidados de saúde, não pensando (com razão) que se encontram excluídos por falta de dinheiro ou outro motivo qualquer.

Os portugueses consideram, legitimamente, que são discriminados no acesso aos cuidados de saúde. O modelo proposto pela Iniciativa Liberal resolveria essa situação (ver dados do European Social Survey — ESS, 2018).

Que países têm sistemas semelhantes ao proposto pela Iniciativa Liberal?

O país que tem um sistema de saúde mais semelhante à proposta da Iniciativa Liberal é a Holanda. A nossa proposta tem diversas parecenças com o modelo holandês, que, por sua vez, é um modelo próximo dos existentes em Israel, na Bélgica e na Alemanha. Existem também alguns elementos semelhantes ao modelo espanhol.

A proposta da Iniciativa Liberal aproveita o que de melhor se encontra em cada um dos modelos de saúde existentes na Europa.

Salientamos que o modelo holandês premeia não só a possibilidade de escolha do subsistema e do prestador, como também a inovação e assegura a prestação efectiva de cuidados (existindo um nível muito reduzido de listas de espera).

Estes foram os principais critérios de decisão que nos levaram a inspirarmo-nos no modelo holandês.

É permitida a entrada de mais subsistemas? Ou de seguradoras internacionais de saúde que actuem como subsistemas?

No curto prazo, não, pois temos primeiro de estabilizar o próprio sistema.

A longo prazo, esta hipótese, a surgir, deverá ser estudada. Na Holanda, os subsistemas são semipúblicos ou sociais.

O que acontece às actuais seguradoras?

As seguradoras privadas terão de se adaptar à nova realidade do SNS. É expectável que tendam a oferecer serviços complementares ao sistema universal de saúde, ligados a pequenos aspectos de conforto.

Algumas empresas de seguros poderão oferecer coberturas de risco adicionais, em regime livre, onde considerem que exista uma oportunidade.

Qual a reforma defendida pela Iniciativa Liberal para os cuidados de saúde primários?

Haverá uma forte aposta nos cuidados de saúde primários.

Poderão existir prestadores de cuidados primários públicos, privados ou do sector social, numa lógica de proximidade aos cidadãos e tendo por base as competências nucleares dos especialistas de medicina geral e familiar elencadas na Definição Europeia de Medicina Geral e Familiar da WONCA (World Organization of National Colleges, Academies and Academic Associations of General Practitioners/Family Physicians).

De realçar que a gestão de subsistemas prefere cuidados primários (os prestados nos centros de saúde), já que a prestação clínica é mais eficiente e eficaz.

Além disso, os prestadores públicos, privados ou do sector social devem poder contratualizar a sua oferta (serviços, acordos de nível de serviço e preços) com os diferentes financiadores.

Deverão ainda ser estabelecidos prestadores clínicos públicos, de forma a aumentar a rede e a capilaridade de prestadores. A sua organização deve ser liberalizada, isto é, facilitada e incentivada, separando a propriedade da prestação (como nas farmácias) e separando a execução clínica do controlo clínico.

Note-se que nada impedirá que as autarquias, misericórdias, cooperativas de médicos, ou mesmo clínicos a título individual, façam acordos de prestação com os diferentes subsistemas públicos/financiadores.

É recomendável que um prestador de cuidados primários tenha acesso a vários financiadores. A entidade reguladora responsável deverá diligenciar para que tal aconteça, tendo em conta as especificidades e níveis de procura das diferentes redes de prestação.

Com a introdução de prestadores de cuidados primários privados com as mesmas competências e funções que os prestadores da rede pública, evitar-se-á a duplicação dos cuidados de saúde com desperdício de recursos, como o que acontece hoje em dia e causa elevado nível de incómodo na vida das pessoas.

Importa ilustrar com exemplos, que evidenciam a duplicação de cuidados, o que se passa actualmente:

- A criança que é seguida a nível particular tem de ir ao centro de saúde fazer as vacinas e ser pesada periodicamente. O centro de saúde público tem de manter registo disto, pois, doutro modo, é penalizado pelo SNS em termos de incentivos financeiros.
- A grávida que opta por ser seguida a nível particular, tendo seguro de saúde ou não, tem de ir ao centro de saúde, exclusivamente para fazer vacinas (gripe e tosse convulsa), pedir a isenção de taxas moderadoras no SNS à qual tem direito, fazer imunoglobulina anti-D, se for o caso, e pedir referenciação hospitalar para a rede pública, se não tiver capacidade económica para realizar o parto num hospital particular. Tal não pode ser feito directamente pelo médico que ela escolheu para coordenar os seus cuidados (no privado), tendo de passar pelo crivo e aval de um médico de família que, muitas das vezes, não a conhece.
- Uma pessoa submetida a cirurgia de ambulatório ou a internamento a nível particular, ainda que a tenha pago do seu próprio bolso ou através de um seguro de saúde que paga do seu próprio bolso, tem de se deslocar a um centro de saúde, se quiser ter acesso ao certificado de incapacidade temporária e ao subsídio de doença ao qual tem direito enquanto beneficiária e contribuinte da Segurança Social.

Qual o papel dos prestadores privados e sociais?

Os diferentes financiadores poderão fazer acordo com qualquer prestador, seja qual for a sua natureza. Os prestadores terão todos o mesmo papel: fornecer serviços de saúde de elevada qualidade aos seus utentes.

Note-se que todos os membros do mesmo subsistema terão acesso aos mesmos hospitais, quer públicos quer privados quer do sector social, podendo escolher entre eles. Se a sua escolha estiver fora do seu subsistema, pode também escolher mudar de subsistema.

Afirmam que «se não podem ganhar na receita, ganharão no controlo de custos» — isto não é o que faz o Estado actualmente? Não vão «limpar» listas de espera despachando consultas em 5—10 minutos, como se faz agora nos centros de saúde?

O Estado, presentemente, não faz controlo racional de custos, mas sim um subfinanciamento crónico do SNS e uma má gestão da prestação de cuidados de saúde. A concorrência livre entre subsistemas públicos será o melhor estímulo para que haja eficiência, gerando poupança sem perda (e com potencial aumento) de qualidade.

Importa também realçar que se o utente não estiver satisfeito com os cuidados que lhe são prestados, pode e vai mudar. Ou seja, a livre escolha e a concorrência serão uma arma contra as práticas abusivas que por vezes são praticadas, inclusive no seio do próprio SNS, e que vão não apenas contra os interesses dos utentes, mas também contra os interesses dos profissionais de saúde e da sociedade em geral.

A diferença é que se o beneficiado não ficar satisfeito pode e vai mudar de prestador e/ou de subsistema. Ou seja, a livre escolha e a vontade de agradar aos utentes irá mitigar o risco de ocorrência dessas práticas abusivas que se verificam actualmente.

Se os subsistemas têm receitas fixas, o tal valor *per capita* ajustado pelo risco, então ganharão no controlo de custos e deterioração da qualidade — como é que isto pode incentivar a melhoria de serviços, a inovação, etc.?

Se os prestadores e subsistemas quiserem ganhar mais, só poderão consegui-lo captando a adesão de mais utentes (isto é, apostando na sua satisfação) e reduzindo os custos (mas mantendo a satisfação dos utentes). Ou seja, conseguindo economias de escala e de especialização (onde, fazendo cada processo cada vez melhor, reduzem custos ou têm maior especialização).

E sim, a ideia é que não haja mais nenhuma fonte de receita para os prestadores ou subsistemas — não há novos clientes, nem novas oportunidades.

Para que serve a câmara de compensação entre os diferentes subsistemas, se todos os cidadãos têm de subscrever um subsistema?

Imaginemos a situação absurda em que um subsistema atrai todos os doentes oncológicos, e outro subsistema atrai todos os doentes com gripe (naturalmente, menos dispendiosa).Esta diferença de custo e risco da doença tem de ser corrigida de forma a compensar os subsistemas que assumem mais risco e gastam, necessariamente, mais dinheiro em tratamentos.

A câmara de compensação visa, precisamente, compensar os subsistemas que aceitaram mais risco face aos demais. Não podemos dar incentivos para que um subsistema deseje atrair apenas utentes com menos patologias ou riscos.

O que acontece em caso de pandemia? Quem garante a gestão dos recursos?

A organização da prestação é feita por redes: rede de cuidados primários, rede de cuidados secundários, rede de emergência médica, rede de saúde pública, etc.

Nem todas as redes podem ser geridas por um subsistema, já que algumas exigem coordenação central, por exemplo, a rede de emergência médica tem de depender da proximidade do prestador, seja qual for a sua ligação ao subsistema.

Também a rede de saúde pública continuará a ser gerida pela administração central, em associação com as delegações locais, contando com toda a capacidade instalada (pública, privada e social), melhorando assim a sua capacidade de reagir, gerando menores custos de ajustamento e maior capacidade de atendimento e gestão dos pacientes.

É desejável que a rede de saúde pública alargue o seu leque de actividades, contratualizando com os subsistemas e prestadores um conjunto de rastreios essenciais para a promoção de saúde pública, como rastreios oncológicos de base populacional, programas de vacinação, etc.

Se o modelo de subsistemas concorrenciais é tão bom, por que motivo não é aplicado em todas as redes de prestação? Porque não querem concorrência na saúde pública?

Algumas redes de prestação exigem escala, coordenação ou contemplam níveis particularmente elevados de assimetrias de informação. Essas redes de prestação têm de ter uma gestão pela Administração Central:

- Saúde pública;
- Cuidados de reabilitação;
- Cuidados a doenças raras;
- Cuidados paliativos [a validar];
- Cuidados continuados [a validar];
- Cuidados de saúde mental;
- Emergência médica (incluindo vias verdes).

É ainda desejável que a Administração Central tenha capacidade adequada de intrusão e de negociação que sustente a regulação e o controlo do sector, sem as chamadas «portas giratórias».

O Estado tem de ter a capacidade de compreender adequadamente a prestação de cuidados de saúde e de nomear responsáveis que não tenham interesses cruzados por terem trabalhado num subsistema específico ou num prestador, desempenhando assim um papel fundamental na nossa proposta.

O que acontece se estiver inactivo ou desempregado?

O Estado assumirá as responsabilidades dos que não tenham rendimento para pagar os seus cuidados de saúde.

O que acontece a apátridas ou refugiados a residir em Portugal?

O Estado pagará o valor correspondente. Ninguém fica excluído ou terá tratamento diferenciado tendo em conta o seu estatuto de cidadania.

E se um subsistema se tornar insolvente?

Note-se que, actualmente, o SNS entra em falência sempre que não cumpre as suas obrigações, por exemplo, quando gera longas filas de espera.

Pretendemos mitigar esse risco com o sistema proposto. Assim, os subsistemas serão sujeitos a regras prudenciais, relativas, por exemplo, ao seu nível de capitalização, que promovam a sua solvência de forma sustentada.

Por outro lado, as contribuições serão definidas de forma a assegurar o financiamento sustentável dos subsistemas.

Em todo o caso, a liberdade para concorrer no mercado acarreta responsabilidade para os subsistemas em causa, que podem, teoricamente, ficar insolventes. Em caso de insolvência, os outros subsistemas assumirão as responsabilidades e aceitarão os utentes que ficaram sem oferta, com o auxílio, se necessário, da câmara de compensação.

Pode também existir uma reestruturação do subsistema, quando possível.

Havendo maior transparência, será mais fácil antecipar o problema, bem como fazer uma melhor gestão do mesmo e resolvê-lo. Além disso, está garantido o direito dos utentes de escolher outro subsistema e encontrar uma solução para os seus problemas de saúde.

E se um hospital se tornar insolvente?

Actualmente, os hospitais públicos encontram-se insolventes — veja-se os relatórios da Unidade Técnica de Acompanhamento Orçamental. O resultado está à vista: falta de capacidade de resposta efectiva à população. E a centralização actualmente existente restringe as opções disponíveis.

Com o sistema proposto pela Iniciativa Liberal, caso um hospital se torne insolvente, existirão outros prestadores disponíveis para assegurar os cuidados de saúde àquela população, dado que o sistema proposto pela Iniciativa Liberal fomenta a criação de um nível mais elevado de capacidade instalada e dá flexibilidade.

Por outro lado, havendo maior transparência e maior capacidade para antecipar o problema, será possível fazer a sua melhor gestão e resolvê-lo.

Acresce que, no sistema proposto pela IL, encontra-se garantido o direito dos utentes de escolher outro subsistema com outra rede de prestadores e, assim, encontrar uma solução para os seus problemas de saúde.

Como garantir que os financiadores/subsistemas não entram em colapso financeiro?

O risco de insustentabilidade que hoje temos na ADSE e no SNS não pode continuar a existir. Os subsistemas deverão respeitar requisitos prudenciais rigorosos, desde logo relativos a requisitos de capital e a requisitos de transparência, ao nível do exigido actualmente às seguradoras.

Qual será o resultado da proposta da Iniciativa Liberal?

Acreditamos que o sector da saúde se organizará da seguinte forma:

- Irá existir acesso universal efectivo a cuidados de saúde, de acordo com as necessidades de saúde das pessoas.
- Os financiadores/subsistemas irão promover e organizar a sua prática clínica de forma eficiente, com um nível mais elevado de prevenção e rastreio, que se traduzirá em ganhos em saúde — à semelhança do que acontece na Holanda e em qualquer mercado concorrencial.
  Poderão, por exemplo, permitir a entrada de farmacêuticos nos cuidados de proximidade ou gerir cuidados de saúde à distância. Irão negociar e promover a entrada de prestadores de saúde novos. A pressão para evitar a saída de clientes obrigará a um esforço de proximidade e de gestão de doença desconhecida; os financiadores quererão pagar menos pelo mesmo risco: os doentes têm risco fixo.
- Os financiadores/subsistemas irão implementar orientações técnicas e clínicas e mecanismos de avaliação de resultados (*i.e.*, ganhos de e em saúde/resultado clínico) dos prestadores. Os prestadores quererão contratualizar a sua prestação e ser pagos com base na produção e ganhos em saúde (resultado clínico). Note-se que o actual SNS surge valorizado em muitas comparações internacionais

devido ao facto de não excluir ninguém (o que também acontece na proposta da Iniciativa Liberal). Mas em termos de longevidade e ganhos de saúde, os modelos concorrenciais têm-se revelado mais eficazes.

Estas orientações técnicas e clínicas (Normas de Orientação Clínica) já existem em Portugal, mas ainda de forma incipiente e limitada. Importa promovê-las, de forma a fomentar a disseminação de boas práticas clínicas, sem perder a capacidade de análise e de adequação à situação individual.

Os prestadores irão competir pela prestação de cuidados de saúde. Financiadores e prestadores irão padronizar as suas práticas e colocar o cliente no centro da sua actuação.

- Os prestadores tenderão a suportar preços fixos, sendo que os financiadores/subsistemas os terão de certeza. Assim, de forma a optimizar os seus resultados, os prestadores tenderão, com o patrocínio dos financiadores, a organizar-se por especialidade. Se não podem ganhar na receita, ganharão pela eficiência.

  Haverá, desta forma, uma lógica de redes especializadas como se viam no passado: redes de maternidades, redes de oncologia (IPOs), redes de ortopedia, etc. Claro que estas redes terão de funcionar de forma articulada — a prática clínica é cada vez mais multidisciplinar. Mas a lógica de organização será completamente diferente do que existe actualmente em que (quase) todos os centros são multidisciplinares. Importa realçar que a gestão de unidades de muito elevada dimensão, de cariz multidisciplinar, é extraordinariamente complexa e muito cara. Os hospitais centrais geram desafios de gestão muito elevados, tendo também níveis demasiado elevados de desperdício e de descontrolo financeiro. (Um bom exemplo disso é o Hospital de Santa Maria que já chegou ao ponto de ser incapaz de atrair internos para alguns dos seus serviços.)
- Os prestadores e financiadores/subsistemas tenderão a migrar para uma prestação clínica baseada na redução de frequência da doença. Isto significa um enorme incentivo à prevenção e à aposta na literacia na saúde, com os inerentes benefícios e externalidades positivas.

  Actualmente, os cuidados de saúde primários públicos têm, em tese, este objectivo. No entanto, esta rede não tem a capacidade de

prestar o nível de cuidados a que aspira, servindo por vezes quase exclusivamente de porteiro/*gatekeeper* dos cuidados secundários (cirurgia, por exemplo). Há um evidente desfasamento entre o que o modelo actual pretende e o que acontece na prática.
O modelo proposto pela Iniciativa Liberal é indiferente ao momento em que um subsistema paga. Terão sempre de gerir os custos inerentes aos seus utentes e serão, tendencialmente, mais compensados (menos custos no total) se investirem em ganhos de saúde (resultado clínico) no doente de forma antecipada.

- Algumas empresas de seguros poderão oferecer coberturas adicionais em regime livre.
- Os utentes terão os benefícios de uma prática mais presente e mais próxima e poderão mudar de prestador e financiador de acordo com as suas preferências. Numa primeira fase, a inscrição nas ARS, convertidas em subsistema, é automática e com base regional. Mas pretendemos, *a posteriori*, que cada uma das ARS concorra com as demais, a nível nacional, pela satisfação dos seus utentes.
Deixará de haver listas de espera, ou serão muito reduzidas, já que os prestadores receberão mais dos financiadores se produzirem mais. Há assim incentivo à produção clínica, ou seja, à prestação efectiva de cuidados de saúde a quem deles necessite.
De facto, na Holanda (quase) não há listas de espera. Há capacidade instalada com redundâncias, o que permite o acesso rápido à capacidade existente e uma melhor capacidade para gerir riscos, em especial riscos sistémicos.
Em Portugal, do ponto de vista da capacidade do sistema para prestar cuidados de saúde, o ministro das Finanças é o verdadeiro ministro da Saúde. Ao controlar antecipadamente a despesa pública no sector da saúde, gera listas de espera. Não existe despesa da parte do Estado, mas esta poupança financeira limita a saúde e a qualidade de vida da população e acarreta custos financeiros indirectos para a sociedade como um todo decorrentes da perda de produtividade.
Os utentes com capacidade financeira para os suportar recorrem ao sector privado ou social de forma a conseguirem encurtar o seu tempo de espera. Note-se que as listas de espera não são apenas causadas pelas restrições orçamentais impostas pelo Ministério das Finanças. Também derivam do facto de haver mau alinhamento

de incentivos à prática clínica: os médicos ganham o mesmo, quer produzam quer não produzam.
A ideia principal mantém-se: o Ministério das Finanças é quem controla o SNS, ao impor o orçamento de produção e ao não gerir devidamente os incentivos presentes no sistema.

O modelo proposto pela Iniciativa Liberal exclui cuidados de saúde com custos muito elevados que, hoje, são aplicados na esfera pública, como tratamentos específicos ou comas induzidos, por exemplo?

Não, os cuidados de saúde que gerem um nível de despesa mais elevado não são excluídos. Se existem no SNS actual, vão existir no modelo proposto pela IL.

O que propomos é a constituição de cinco subsistemas públicos, que concorrem entre si. Os subsistemas públicos têm financiamento autónomo e acordos com diferentes prestadores (que, no limite, podem ser os mesmos em cada um dos subsistemas).

Cada utente escolherá, obrigatoriamente, o seu subsistema, que poderá trocar todos os anos, sem custos para si. Em cada um dos subsistemas, o valor a pagar será o mesmo. Não pagará mais se escolher o Subsistema A ou o Subsistema B. O valor é uma taxa sobre o salário (o Estado pagará a taxa dos que não trabalhem ou não tenham rendimento para pagar). No curto prazo, poderá existir consignação de receita fiscal para estes efeitos.

Este modelo de subsistemas implica a explicação/exposição das coberturas existentes no SNS. Isto é, das doenças que são ou não tratadas e dos tratamentos a efectuar em cada situação. Nenhum tratamento actualmente oferecido pelo SNS estará excluído dos cinco subsistemas propostos.

Se, por mais absurdo que seja, houver um «veto de gaveta» (por parte dos governantes ou de um subsistema), ou listas de espera longas, ou qualquer motivo de insatisfação, o utente pode escolher outro subsistema que lhe ofereça o que procura. Há menos risco de exclusão efectiva na nossa proposta do que com a actual organização do SNS. Ademais, a concorrência entre subsistemas estimulará um bom serviço e eliminará as listas de espera. Note-se que em Portugal 20% das cirurgias são realizadas após o tempo clínico recomendado. Na Holanda isso não acontece.

Aliás, na Holanda (onde nos inspiramos), não só não há listas de espera, como não é conhecido nenhum caso de exclusão. Pelo contrário. De acordo com a OCDE, há mais pessoas em Portugal que declaram não ter nenhum acesso à saúde (1,7%) do que na Holanda (0,2%).

Todas as redes de prestação passarão a ser geridas pelos subsistemas?

Nem todas as redes de prestação clínica serão geridas pelos subsistemas. A tabela abaixo mostra as responsabilidades de gestão das diferentes redes de prestação a nível internacional.

TABELA 4 — **Redes de prestação por operador**

	Benchmark	**SNS actual**	**Proposta da IL**
Saúde pública	Estado	Estado	Estado
Cuidados primários e ambulatório	Privado / Estado	Privado / Estado	Privado / Estado / Social
Cuidados secundários / especialidade	Privado / Estado	Privado / Estado	Privado / Estado / Social
Cuidados de emergência	Privado / Estado	Estado	Estado
Cuidados de farmácia	Privado / Estado	Privado	Privado / Estado / Social
Reabilitação	Estado	Estado	Privado / Estado / Social
Cuidados paliativos	Estado	Estado	Estado / Social
Cuidados continuados	Estado / Social	Estado / Social	Estado / Social
Cuidados de saúde mental	Estado	Estado	Estado
Cuidados dentários	Privado	Privado	Privado / Estado / Social

Fonte: Elaboração própria.

Não há uma rede de terapêuticas não convencionais?

Não. Os cuidados não convencionais, isto é, não assentes em evidência científica ou em melhores práticas, não têm qualquer espaço num sistema universal de saúde financiado com contribuições obrigatórias da população.

Quem desejar um modelo de terapêutica não convencional poderá fazê-lo, mas deverá suportar por inteiro tanto as despesa como os riscos que lhe estejam associados.

O Estado deve focar a sua intervenção em práticas baseadas na Ciência e nas melhores práticas terapêuticas, com resultados comprovados e testados de forma rigorosa. Os cuidados não convencionais não têm base empírica nem validação científica, podendo, na melhor das hipóteses, gerar efeito placebo. A utilização destes cuidados pode ter riscos relevantes, incluindo levar as pessoas a não recorrer, ou a adiar o recurso, a cuidados de saúde comprovadamente eficazes quando deles necessitam.

O Estado não deve promover cuidados não convencionais. Não se deve mutualizar o risco da escolha individual de recorrer a este tipo de cuidados.

Vão promover algum apoio às terapêuticas não convencionais?

Não. Estas actividades deverão estar sujeitas, inclusivamente, à taxa de IVA mais elevada, dado que não são bens de primeira necessidade, nem existe qualquer outro motivo para desagravar a taxa de IVA que lhes é aplicável.

Em termos de organização, que outras diferenças existem entre o SNS actual e o proposto pela Iniciativa Liberal?

A Tabela 5 abaixo sistematiza as diferenças.

TABELA 5 — **Comparação organizacional e contratual do SNS actual com a proposta da IL**

	SNS actual	SNS proposto pela IL	Observações
Origem do acesso	Cidadania	Residência (critério mais amplo) e escolha individual	Fica claro que há um bem público, que há direitos e deveres dos cidadãos e do Estado e têm-se em conta as preferências e a liberdade de escolha do indivíduo.
Financiamento	Impostos + Taxas	Contribuições individuais (e impostos para financiar os que não podem pagar)	O financiamento fica claro, transparente e sustentado. Quando houver pressão para aumento dos gastos, há um resultado directo na contribuição, logo, no salário individual e na totalidade das remunerações.
Financiador	Estado	Subsistemas	Conseguimos ter maior dinamismo e inovação, condições essenciais para uma adaptação às necessidades efectivas da saúde.
Benefícios	Implícito e não declarado	Explícito e declarado num contrato	Os serviços de saúde passam a ser instrumentos tangíveis e expressos, fomentando maior escrutínio e controlo pela sociedade. Promove-se assim a diminuição da corrupção e dos abusos e a melhoria do planeamento, etc.
Gestão	Dependente do Ministério das Finanças de turno Orçamento negociado a cada ano	Independente do Ministério das Finanças Deverá ser um subsector do Estado, tal como a Segurança Social	Fim das cativações e garantia de provisão efectiva de financiamento.
Prestadores	Tendencialmente públicos	Contratação do sector público, do sector privado e do sector social	Pagamento de acordo com as regras de mercado: mobilização de toda a capacidade instalada; incentivos à criação de capacidade instalada adequada.

Fonte: Elaboração própria.

Os subsistemas irão oferecer todos o mesmo? Ou alguns subsistemas podem oferecer mais coisas?

A oferta será a mesma, mas a prática concreta poderá ser diferente. Alguns subsistemas poderão oferecer acessos a consultórios, clínicas ou hospitais diferentes, ou ter uma política de taxas moderadoras diferente, mais ou menos vantajosa (ainda que igualmente controlada).

Porque é que é importante ter uma contribuição única proporcional por cada um dos utentes?

Para garantir a universalidade e a transparência. Facilmente os cuidados de saúde ficam cativos de interesses; há demasiada concentração de poder e muita assimetria de informação.

Com a proposta da Iniciativa Liberal, cada um pagará proporcionalmente o mesmo pelo acesso aos subsistemas, que, por sua vez, pagarão aos prestadores (médicos, enfermeiros, clínicas, hospitais, etc.) um valor de mercado pré-estabelecido ou contratualizado. Haverá, assim, um elemento de solidariedade: cada um paga para o conjunto da sociedade, e o conjunto faz uma alocação conforme as necessidades em saúde.

Um regime progressivo, onde quanto maior o rendimento maior a taxa da contribuição, como acontece com o IRS actual, tem várias debilidades:

- Não permite uma previsibilidade da receita;
- Impõe deduções e exclusões na contribuição de saúde;
- Não é adequado a regimes de inflação, já que esta vai erodindo o rendimento e levando as famílias a aumentar o valor da sua contribuição de forma desmesurada;
- Leva a uma discussão sem fim sobre o ritmo de progressividade, novos escalões, etc.

É de salientar que em Portugal as contribuições sociais (isto é, para a Segurança Social) nunca tiveram isenções e sempre foram proporcionais. Essa prática é aceite em Portugal há muito tempo por todos, estando esta regra, inclusivamente, presente na Constituição.

As contribuições individuais são também mais transparentes e permitem uma maior tangibilidade do custo. Cada pessoa poderá verificar, no seu recibo de vencimento, quanto está a pagar pelo Serviço Nacional de Saúde.

Com uma taxa fixa, é progressivo na medida em que quem ganha mais, com a mesma taxa, pagará mais. Quem ganha menos pagará menos.

A contribuição/taxa é descontada mensalmente do salário?

Sim, como acontece com a Segurança Social. A Iniciativa Liberal propõe transformar a Saúde num subsector independente do Estado, à semelhança da Segurança Social.

Excepcionalmente, no curto prazo e de forma transitória, atendendo ao facto de o nosso sistema fiscal ser bastante complexo, poderemos aceitar uma consignação de impostos.

Os valores não provenientes do trabalho e declarados no IRS (na proposta da Iniciativa Liberal há um englobamento com taxa plana) sofrerão a mesma contribuição. No curto prazo, e de forma transitória, como se pretende consignar parte da receita fiscal, não há um verdadeiro problema.

A contribuição/taxa depende do número de filhos/dependentes?

Não. Cada indivíduo paga a sua contribuição e não paga mais pelo número de filhos. O Estado assumirá as responsabilidades dos menores, desempregados, inválidos, refugiados, apátridas e de todos os que não puderem trabalhar ou pagar.

É o mesmo modelo da Segurança Social. A taxa é fixa sobre o salário, e sem deduções pelo número de filhos.

É a entidade patronal que processa a minha contribuição (tal como na Segurança Social)?

O valor será sempre descontado no salário e, nesse sentido, processado pela entidade patronal. Mas acreditamos que é muito importante que o cidadão veja regularmente o custo dos seus cuidados e exija os seus direitos. Assim, a totalidade desta contribuição deverá estar visível no recibo de ordenado.

Mesmo que no curto prazo haja consignação de impostos, queremos que o valor esteja inscrito no recibo de ordenado.

A entidade patronal também contribui para o sistema, tal como acontece actualmente na Segurança Social?

Sim. Do ponto de vista formal, o regime de financiamento da Saúde será próximo do da Segurança Social, onde é dito que o trabalhador paga uma quotização e a entidade patronal paga uma contribuição. Porém, na verdade, quem paga estes valores é sempre o trabalhador, com o seu trabalho.

Mais uma vez, é de salientar que terá de haver um reajuste da carga fiscal sobre os indivíduos, para que esta não aumente.

A exigência do pagamento obrigatório de uma contribuição para a Saúde não é uma medida iliberal?

A Iniciativa Liberal defende a liberdade individual e a igualdade de oportunidades. Ambos os princípios apontam para a necessidade de assegurar o acesso universal a cuidados de saúde, dado que o acesso efectivo a estes cuidados promove a liberdade da pessoa e mitiga o risco de desigualdade de oportunidades por motivos de saúde.

Para assegurar este acesso universal é necessária intervenção do Estado, que serve, desde logo, como financiador, mas também tem outras funções.

O pagamento de uma contribuição permite não só assegurar que ninguém pode ser excluído como também uma partilha obrigatória de risco. Por outro lado, se houver uma subscrição individual (com preços individuais), haverá uma selecção adversa de risco, o que importa prevenir.

A Iniciativa Liberal diz que uma contribuição única para aceder ao SNS garante a universalidade de acesso e a mutualização do risco. Por que motivo não propõem o mesmo para outros sectores?

A Iniciativa Liberal defende a mutualização de financiamento quando nos encontramos perante bens públicos, isto é, bens em que todos beneficiam e em que não é possível excluir esse benefício. Ou seja, cada um paga proporcionalmente ao que ganha e tem serviços (públicos) iguais.

«A Iniciativa Liberal diz que quer alterar o sistema de gestão do SNS, quando o que falta é apenas mais dinheiro.»

Não é verdade que falte apenas mais dinheiro. O nosso modelo de saúde não é tão mais barato (em % do PIB) que o modelo holandês, que serve de referência à proposta da Iniciativa Liberal — apenas —1% do PIB.

O nosso sistema de saúde tem problemas estruturais que decorrem da forma como se encontra desenhado. Não incentiva as melhores práticas, permite que o sistema seja capturado por interesses e rendas e deixa de fora uma parte da população. Recentemente, podemos ainda apontar as sucessivas demissões em bloco de chefes de serviço em hospitais por todo o país.

Temos de ter um modelo de saúde que tenha em si mesmo as sementes da sua própria correcção e que seja capaz de resistir a choques, de forma resiliente.

Vai continuar a haver taxas moderadoras?

Sim. As taxas moderadoras fazem sentido.

Quando o serviço é totalmente gratuito ou facilmente acessível, promove-se uma utilização abusiva, dado que as pessoas acorrerão ao serviço mesmo que os benefícios disso sejam inferiores ao custo social da prestação do serviço. Na verdade, as pessoas acorrem ao serviço sem pensar se verdadeiramente necessitam dele, gerando pressão excessiva sobre os prestadores de cuidados de saúde, em detrimento de todos. Urge resolver esse problema e compensá-lo com uma aposta na literacia em saúde da nossa população, o que faz parte da nossa proposta.

Além disso, o subsistema deve dispor de mecanismos que lhe permitam gerir adequadamente a pressão sobre as suas unidades de prestação de cuidados de saúde, incentivando os seus utentes a utilizar as unidades numa ótica de maximização dos benefícios face aos custos para o sistema.

Para incentivar uma utilização mais racional das unidades de saúde, é necessário algum copagamento da parte dos utentes. Contudo, este pagamento deve ser feito com base no rendimento (proporcional), de forma que efectivamente modere o consumo, não o impeça quando ele é necessário, e dirija todos os utentes para a rede relevante. De facto, um valor absoluto (como hoje acontece) é demasiado barato para uns, com mais recursos, não servindo o seu propósito, ou é demasiado caro para outros, com menos recursos, acabando por levar à falta de acesso efectivo, ainda que necessário. Em ambos os casos, a taxa moderadora não se encontra a servir o seu propósito — o de moderação.

Note-se que as taxas moderadoras não são uma forma de financiamento dos subsistemas, nem devem ser aplicadas quando a procura de cuidados de saúde não é determinada pelo utente.

Este modelo de saúde é constitucional?

Sim. A proposta da Iniciativa Liberal garante que:

- Todos têm direito à protecção da saúde através de um serviço nacional de saúde universal, que tem em conta as condições económicas e sociais dos cidadãos, sendo tendencialmente gratuito;
- O Estado salvaguarda o direito à protecção da saúde;
- Todos os cidadãos, independentemente da sua condição económica, têm acesso aos cuidados da medicina preventiva, curativa e de reabilitação;
- Passe a existir uma gestão mais descentralizada e participada do que no modelo actual;
- O modelo é mais racional e eficiente na cobertura do país, bem como nos instrumentos de fiscalização e de disciplina do sector da saúde.

«A Iniciativa Liberal quer pagar pouco aos funcionários públicos!»

Não é verdade. Queremos pagar o valor de mercado aos profissionais e aos restantes fornecedores do Estado.

Indo por partes:

- No sistema universal de saúde que estamos a propor, cada residente pagará uma percentagem do seu salário ao subsistema (e quando não puder, o Estado paga).
- Do subsistema aos fornecedores, o pagamento ocorre a preços de mercado.

Ou seja, o mais natural é que: os profissionais de saúde ganhem mais, em concordância com as suas habilitações, produtividade e mérito, e os fornecedores recebam atempadamente (ao contrário do que sucede hoje em dia), devido à pressão concorrencial.

O mundo está a mudar, como vêem a saúde digital?

Cada subsistema deverá definir uma estratégia de saúde digital, que deverá permitir uma maior eficiência na utilização dos recursos existentes, chegar mais longe na prestação de cuidados de saúde e melhorar a informação de apoio à tomada de decisão em saúde.

É expectável que cada subsistema desenhe a sua estratégia de acordo com as melhores práticas e seguindo as recomendações do plano da Comissão Europeia para uma Europa Digital.

Como vêem a falta de profissionais médicos e enfermeiros em Portugal? Não faz sentido falarmos em exclusividade no SNS?

Em Portugal, formam-se e trabalham profissionais de saúde em número suficiente para assegurar a prestação de cuidados de saúde à nossa população. Basta analisar os rácios de médico e enfermeiro por número de pessoas residentes e compará-los com outros países europeus.

Isto não significa que trabalhem no SNS profissionais de saúde suficientes. Muitos destes profissionais têm optado (e cada vez mais) por trabalhar no sector privado ou social, por mudar de carreira ou por emigrar.

Por opção política, a capacidade instalada existente nos sectores privado e social é vista como acessória, ou de último recurso, na mais recente versão da Lei de Bases da Saúde e assim os residentes em Portugal são privados do acesso a profissionais de saúde de qualidade e em grande parte formados em Portugal, com dinheiro dos contribuintes.

Por tudo isto, a Iniciativa Liberal não vê na exclusividade no SNS uma solução. A liberdade contratual tem até permitido expor as fragilidades existentes no SNS que levam os profissionais de saúde a sair, como a falta de condições dignas de trabalho ou de remunerações adequadas ao trabalho desempenhado. Obrigá-los a exercer em exclusividade não resolverá essas fragilidades, apenas as mascarará, gerando problemas ainda maiores. Seria «tapar o sol com a peneira».

Pelo contrário e pela positiva, é fundamental agir sobre o que afasta os profissionais do SNS e esta proposta a isso aspira, ao reformular a estrutura do SNS, ao sugerir utilizar a capacidade instalada em prestadores privados e do sector sociais, ao dar ao SNS viabilidade e, assim, impedir a sua continuada degradação. A liberdade contratual promoverá a eficiência e permitirá melhorias nas condições remuneratórias e de trabalho dos profissionais de saúde.

O que de bom o SNS ainda oferece tem por base, quase exclusivamente, desde há demasiados anos, a boa vontade e a extrema dedicação dos seus profissionais. Ora, a boa vontade não durará para sempre, em especial quando é paga com falsas promessas, manipulação da opinião púbica e ingratidão.

É possível ter um SNS verde?

Todo o modelo de saúde da Iniciativa Liberal está projectado para que o planeamento central seja limitado. Cada subsistema terá de encontrar a sua estratégia e implementá-la, para a satisfação dos utentes e a garantia da universalidade de acesso.

Sabemos que a União Europeia estabeleceu o objectivo de se tornar o primeiro continente a atingir a neutralidade climática em 2050, tendo como meta intermédia reduzir em 55% as emissões (face aos níveis de 1990) até 2030. As organizações em geral, e as de saúde em particular, são um importante motor desta transformação e têm a obrigação de liderar este processo e operar as mudanças necessárias para atingir estes objectivos.

Adicionalmente, na COP26, 40 países assinaram o compromisso de descarbonizar os seus sistemas de saúde. No mundo, os sistemas de saúde são responsáveis por 4,6% das emissões carbónicas. Portugal não assinou esse compromisso. Deveria tê-lo feito.

A descarbonização da saúde, que deve ser uma prioridade, implica que sejam alocados, também, através do Plano de Recuperação e Resiliência, os meios necessários para que as instituições do SNS possam fazer a sua transição energética e tomar medidas que tornem o SNS mais resiliente às alterações climáticas. Isto implica:

- Substituição gradual das ambulâncias e outros veículos do SNS por transportes híbridos ou eléctricos;
- Elaboração de um plano de acção de melhoria da eficiência energética através da transição para energias renováveis;
- Alteração gradual da iluminação dos hospitais para LED;
- Obrigar todos os fornecedores do SNS a publicar um plano de redução de emissões de carbono que esteja alinhado com os objectivos fixados pela CE;
- Valorização, em todos os processos de aquisição, das medidas ambientais implementadas pelos fornecedores, quer a nível da redução das emissões quer a nível da utilização de matérias alternativas ao plástico de uso único;
- Elaboração de um plano de avaliação do impacto dos riscos climáticos para o SNS;
- Obrigatoriedade de que todos os novos edifícios sejam neutros em emissões.

Os medicamentos estão incluídos no pacote de saúde da Iniciativa Liberal?

Sim, estão incluídos.

Os preços dos medicamentos e dos meios complementares de diagnóstico e terapêutica, e da saúde em geral, estão sempre a crescer. Como é que o vosso SNS se vai aguentar?

Essa é uma vantagem do modelo da Iniciativa Liberal. O financiamento da saúde está limitado ao crescimento dos salários e da economia. E esse valor é conhecido e previsível.

Além disso, cada subsistema irá encontrar formas diferentes de disciplinar os fornecedores de saúde. Com a vantagem de que haverá, potencialmente, cinco estratégias distintas (de cada um dos subsistemas) e, assim, diferentes fontes de aprendizagem e oportunidades de inovação.

Se houver uma crise económico-financeira, como é que os subsistemas e o SNS serão financiados?

Ninguém ficará sem acesso a cuidados de saúde em caso de crise económico-financeira.

Em primeiro lugar, o Estado cobrirá o valor de todos os que não podem pagar — pelo que em caso de desemprego elevado, aumentarão automaticamente as transferências do Orçamento do Estado.

Porém, como não queremos que a Saúde cause uma pressão elevada em momentos de crise económica, defendemos a criação de um Fundo de Estabilização. Esse fundo deve ser capitalizado nos anos normais — *i.e.* deve ser colocado um valor de parte todos os anos —, devendo ser usado aquando de crise severa, de acordo com pressupostos previstos na lei que o crie.

Como é que o sistema proposto pela Iniciativa Liberal lidará com o envelhecimento generalizado da população e com os custos e riscos que lhe são inerentes?

O sistema proposto pela Iniciativa Liberal tem fortes incentivos para apostar na prevenção e em rastreios, de forma a minimizar os seus custos e maximizar os ganhos em saúde.

O acesso generalizado à prevenção e a rastreios permitirá diminuir os custos e mitigar os riscos inerentes a uma população cada vez mais envelhecida, permitindo prevenir doenças e identificá-las mais cedo, quando elas ocorram, em especial em casos particularmente graves como o cancro.

ROTEIRO PARA UMA NOVA LEI DE BASES DA SAÚDE

Base I — Acesso universal

- Garantir o acesso universal a serviços de saúde de qualidade em território português a todos os residentes, ou nacionais não residentes desde que façam a contribuição necessária.

Base II — Direitos e deveres das pessoas

- Colocação das pessoas no centro da organização do sector da saúde.
- Proteger a dignidade e direitos de todas as pessoas, independentemente das suas características pré-existentes adquiridas (de forma voluntária ou involuntária), físicas, psicossociais ou genéticas.
- Estabelecer de forma expressa os seguintes direitos em matéria de saúde:

    - Direito à promoção do bem-estar, qualidade de vida e capacidade de decisão e controlo da sua vida;
    - Direito de acesso a cuidados de saúde de qualidade, prestados de acordo com as melhores práticas, de forma clinicamente adequada à sua condição, e com uma aplicação rigorosa do método científico, independentemente da condição de saúde, social ou económica dentro dos limites dos recursos humanos, técnicos e financeiros disponíveis;
    - Direito a escolher, de forma informada, o seu prestador de serviços de saúde, incluindo a sua equipa clínica, de acordo com os prestadores existentes e condições de disponibilidade operacional nas redes de prestação;

- Direito à protecção da saúde com respeito pelos princípios da igualdade, não-discriminação, confidencialidade e privacidade;
- Direito de acesso a informação rigorosa do ponto de vista científico relativa a matérias relacionadas com a saúde;
- Direito a aceder aos seus dados clínicos, assegurando que os portadores de doenças raras têm este acesso de forma autónoma;
- Direito a fazer escolhas informadas sobre o seu tratamento;
- Direito a decidir, livre e esclarecidamente, a todo o momento, sobre os cuidados de saúde que lhe são propostos, salvo nos casos excepcionais previstos na lei, como a emissão de directivas antecipadas de vontade e a nomeação de um procurador de cuidados de saúde;
- Direito a participar activamente no desenvolvimento e acompanhamento de terapêuticas;
- Direito a ser acompanhado por familiar ou outra pessoa por si escolhida;
- Direito a receber assistência religiosa e espiritual.

- Estabelecer que todas as pessoas têm o dever de:

  - Respeitar os direitos das outras pessoas;
  - Integrar um subsistema de saúde;
  - Colaborar com os profissionais de saúde em todos os aspectos relevantes para a melhoria do seu estado de saúde;
  - Observar as regras sobre a organização, o funcionamento e a utilização dos estabelecimentos e serviços de saúde a que recorrem.

Base III — Método científico

- Garantir que os serviços de protecção da saúde prestados em território português assentam numa aplicação rigorosa do método científico e das melhores práticas já existentes.
- Promover a realização de estudos científicos (incluindo ensaios clínicos), de acordo com as melhores práticas internacionais, e a definição de orientações técnicas e clínicas de qualidade, assentes nas melhores práticas e na melhor evidência científica.

- Promover uma separação clara entre a medicina assente na aplicação rigorosa do método científico e outras práticas e terapias, sem base científica, obrigando a que esta separação seja feita junto da população e impedindo que sejam reclamados para estas práticas e terapias efeitos ou resultados sem validação empírica e científica válida.

Base IV — Literacia, disseminação de informação e estilos de vida saudáveis

- Promover a existência de um grau elevado de literacia em questões relacionadas com a saúde entre a população.
- Promover a criação, gestão e disseminação de informação sobre o sector da saúde, de forma transparente, com base em indicadores cientificamente válidos.
- Disseminar informação rigorosa e cientificamente válida sobre matérias com impacto na saúde individual, no sentido de promover estilos de vida saudáveis e, assim, prevenir a doença e promover a saúde.

Base V — Liberdade de escolha e concorrência

- Promover a liberdade de escolha individual das opções de cuidados de saúde.
- Promover a concorrência entre subsistemas de saúde.
- Promover a concorrência na prestação dos cuidados de saúde nas diferentes redes de prestação de serviços de saúde.
- Garantir diversidade de prestadores em todas as regiões e dentro de cada rede de prestação.

Base VI — Subsidiariedade e descentralização

- Assegurar que existe intervenção pública sempre que o sector privado ou o sector social não são capazes de suprir uma determinada necessidade em matéria de saúde.

- Distribuir as atribuições e competências entre as autarquias locais e as regiões autónomas e as autarquias locais, numa lógica descentralizadora.

Base VII — Regulação

- Regular, avaliar, auditar, fiscalizar e inspeccionar todas as entidades que integram o SNS, subsistemas e prestadores, seja qual for a sua natureza jurídica e propriedade.
- Promover a existência de regulação de qualidade no sector da saúde, assente em análises de impacto regulatório rigorosas, indicadores científicos precisos e consultas públicas abrangentes.
- Assegurar a independência financeira, administrativa e política da Entidade Reguladora da Saúde e do Infarmed — Autoridade Nacional do Medicamento e Produtos de Saúde.
- Reformar as ordens profissionais para combater o corporativismo, introduzindo maior independência e combatendo restrições arbitrárias no acesso às profissões do sector da saúde, e garantir que estas podem avaliar os seus membros através de códigos deontológicos e regimes disciplinares robustos.
- Garantir que uma pluralidade de entidades qualificadas para o efeito (ex: ordens profissionais, autoridades de saúde, sociedades científicas, academia) podem propor orientações técnicas e clínicas que devem ser avaliadas e aprovadas por uma entidade centralizada vocacionada para a emissão de orientações técnicas e clínicas.

Base VIII — Organização do serviço nacional de saúde

- Assegurar a existência de um Serviço Nacional de Saúde, com gestão descentralizada e participada, que garanta, através de articulação com os sectores social e privado, o acesso universal a serviços de saúde em território português.
- Assegurar que o Serviço Nacional de Saúde se rege pelos seguintes princípios:

  - Universalidade;
  - Generalidade de cuidados;
  - Integração de cuidados;
  - Tendencialmente gratuito;
  - Equidade no acesso;
  - Qualidade clínica;
  - Qualidade apercebida;
  - Sustentabilidade e previsibilidade financeira;
  - Transparência.

- Autonomizar o Serviço Nacional de Saúde como um subsector independente do Estado, garantindo receitas próprias e independentes do controlo do Ministério das Finanças.
- Estabelecer subsistemas dentro do Serviço Nacional de Saúde, com capacidade para actuar em todo o território, por conversão e substituição das actuais Administrações Regionais de Saúde, e com a função de financiar a prestação de cuidados de saúde a todos os cidadãos, dentro dos limites dos recursos humanos, técnicos e financeiros disponíveis e acordados com os prestadores e respeitando os contratos de concessão com o Estado.
- Garantir que a organização das redes de saúde assenta em dois pilares:

  - Dados de utentes e terapêutica, geridos centralmente;
  - Gestão da rede de prestadores.

- Assegurar a existência de sistemas de informação que permitam o acesso a dados clínicos, de forma colaborativa entre profissionais de saúde, com a aplicação dos mecanismos necessários para mitigar os riscos inerentes à existência destes sistemas, incluindo uma rede autonomizada para os portadores de doenças raras.

Base IX — Regiões autónomas e autarquias locais

- Garantir às regiões autónomas autonomia efectiva tanto a nível da gestão da política de saúde no seu território, como no que respeita à intervenção no sector da saúde.

- Descentralizar nas autarquias locais a capacidade de intervenção em matérias relacionadas com o sector da saúde, de acordo com o princípio da subsidiariedade.

Base X — Subsistemas

- Garantir que todas as pessoas se encontram inscritas num subsistema.
- Garantir que a organização das redes de prestação assenta em diferentes tipologias de unidades de saúde, que trabalham de forma articulada, integrada e intersectorial.
- Garantir que cada subsistema é livre de organizar as suas redes de prestadores.
- Assegurar que os subsistemas são financiados com base num valor *per capita* ajustado pelo risco.
- Garantir que a adesão a cada um dos subsistemas é livre e definida pelo utente.
- Garantir a efectiva liberdade do utente para substituir o seu subsistema.
- Promover que a adesão a um subsistema leve em linha de conta a entidade patronal ou outra forma de organização colectiva da adesão, para garantir que não há qualquer selecção adversa exercida pelos subsistemas.
- Impor um regime de divulgação pública de informação sobre os níveis e os requisitos de capital dos subsistemas.
- Promover que os subsistemas remunerem os prestadores e fornecedores de forma atempada e a valores de mercado.

Base XI — Prestação de serviços de saúde

- Assegurar a existência de redes de prestação de serviços de saúde eficazes e eficientes, que garantam o acesso universal a serviços de saúde de qualidade, envolvendo o sector privado, o sector social e o sector público.
- Organizar a prestação de serviços de saúde através de redes de tipologia e nível de cuidados, definidos pelos subsistemas, garantindo pelo menos o seguinte grau de granularidade:

  - Rede de cuidados a doenças raras;
  - Rede de cuidados continuados;
  - Rede de cuidados de emergência (incluindo as redes de via verde);
  - Rede de cuidados de farmácia;
  - Rede de cuidados de reabilitação;
  - Rede de cuidados dentários;
  - Rede de cuidados de saúde mental;
  - Rede de cuidados paliativos;
  - Rede de cuidados primários e ambulatórios;
  - Rede de cuidados secundários/especialidade;
  - Rede de cuidados de oncologia;
  - Rede de saúde ocupacional e escolar.

- Permitir que um prestador possa pertencer a mais do que uma rede e estar ligado a mais do que um subsistema.
- Garantir a prestação de serviços de saúde de forma não discriminatória, de acordo com o contratualizado com os subsistemas, dentro dos limites dos recursos humanos, técnicos e financeiros disponíveis.
- Promover que a relação entre os prestadores e os subsistemas assente em complexidade clínica, metas de produção, ganhos de saúde e remunerações.
- Reenquadrar a organização de prestadores separando tanto a propriedade da prestação como a execução clínica do controlo clínico.
- Garantir a gestão pública directa de um número suficiente de unidades de prestação que permita às autoridades de saúde conhecer a actividade e assim melhorar a sua capacidade de intrusão e negociação na prestação clínica.
- Estabelecer sistemas eficazes e eficientes de orientação rápida para situações em que haja risco elevado para a saúde e necessidade de assistência imediata (vias verdes).
- Gerir os recursos disponíveis segundo critérios de efectividade, eficiência e qualidade.
- Garantir a multidisciplinaridade necessária à prestação de serviços de saúde com base nas melhores práticas e na melhor evidência científica.

Base XII — Organismos centrais

- Planear, organizar, dirigir e controlar o Serviço Nacional de Saúde, através das seguintes entidades:

    - ACSS — Administração Central do Sistema de Saúde: terá como missão assegurar a centralização e a gestão dos recursos financeiros, o cálculo do ajustamento de risco e a gestão do Fundo de Estabilização de Saúde.
    - ERS — Entidade Reguladora da Saúde: terá como missão regular o sector da saúde, com excepção da matéria relacionada com os medicamentos e produtos de saúde, sendo regulada por lei autónoma.
    - Infarmed — Autoridade Nacional do Medicamento e Produtos de Saúde: terá como missão regular a introdução e manutenção de medicamentos no mercado de fármacos e os dispositivos diagnósticos e terapêuticos, sendo regulada por lei autónoma.
    - APEPCS — Autoridade Portuguesa para a Excelência na Prestação de Cuidados de Saúde (organismo a criar): estudar, propor, avaliar, rever, aprovar e emitir orientações técnicas e clínicas, sendo regulada por lei autónoma.
    - Conselho Nacional de Saúde: terá como missão acolher o Estado em matérias relacionadas com o sector da saúde.

  Todos os demais institutos e organizações actualmente existentes para a gestão das redes de prestação de responsabilidade pública, bem como os equipamentos e os recursos humanos, deverão transitar para os diferentes subsistemas.
- Assegurar a gestão pública das redes de prestação, que, devido à necessidade de escala e à assimetria de informação, continuarão a ser geridas centralmente, nomeadamente as redes de:

    - Rede de saúde pública;
    - Rede de cuidados de emergência;
    - Rede de cuidados paliativos;
    - Rede de cuidados continuados;
    - Rede de cuidados de saúde mental;
    - Rede de cuidados a doenças raras.

- Promover políticas centrais de cuidados de saúde, nomeadamente, mas não de forma exclusiva: acesso ao planeamento familiar, à saúde sexual, escolar, ocupacional, visual, auditiva e oral e ao diagnóstico precoce.
- Incentivar a adopção de medidas promotoras da responsabilidade social, individual e colectiva, designadamente apoiando instituições de solidariedade social, organizações de voluntários, cuidadores informais e dadores benévolos.

Base XIII — Financiamento

- Garantir o financiamento sustentável e adequado dos objectivos do sector da saúde, através da orçamentação que atente ao risco da população e com base numa lógica de investimento plurianual.
- Aumentar a transparência no tratamento orçamental dado ao sector da saúde, tratando o financiamento da saúde de forma autónoma do ponto de vista orçamental — *i.e.*, não dependente do Ministério das Finanças.
- Financiar o Serviço Nacional de Saúde através de:

    - Contribuições proporcionais por todos aqueles que auferem rendimentos, quer do trabalho quer de capital;
    - Um valor correspondente a todos aqueles que não auferem rendimentos, pago por transferência directa do Orçamento do Estado, correspondente à prestação mediana das contribuições auferidas. (Transitoriamente, no curto prazo, o valor correspondente às contribuições pode ser conseguido por consignação de receitas fiscais.)

- Constituir um Fundo de Estabilização da Receita de Saúde, financiado exclusivamente pelas fontes indicadas acima, que garanta o financiamento correspondente à contribuição do Orçamento do Estado, caso haja uma crise económico-financeira abrupta, e com pressupostos de utilização claros e transparentes e que sejam revistos, pelo menos, a cada cinco anos por proposta da ACSS à Assembleia da República.

- Centralizar o financiamento numa única entidade (ACSS) que deverá distribuí-lo pelos diferentes subsistemas numa lógica *per capita* ajustada pelo risco. (O ajustamento pelo risco deve ser aplicado anualmente, sendo que os factores que determinam esse risco deverão sofrer uma validação de base a cada cinco anos.)
- Rever o valor das contribuições anualmente em função de indicadores demográficos, sociais e de saúde, sendo que esse ajustamento terá de ser justificado actuarialmente e aprovado pela Assembleia da República.

Base XIV — Taxas moderadoras

- Incentivar uma utilização responsável e racional dos serviços de saúde através de taxas moderadoras definidas com base proporcional sobre o rendimento e podendo ser diferenciadas conforme os prestadores.
- Proibir as taxas moderadoras quando a procura de cuidados de saúde não é determinada pelo utente, uma vez que as taxas moderadoras não podem ser entendidas como uma forma de financiamento dos subsistemas.

Base XV — Seguros de saúde

- Sujeitar os seguros de saúde a uma regulação prudencial e comportamental adequada e a um regime de supervisão intrusivo e independente.

Base XVI — Rede de saúde pública

- Assegurar a existência de uma rede que identifique, estude, ajude a prevenir, gira adequadamente os riscos na área da saúde pública e esteja capacitada a intervir, quando necessário, para prevenir ou mitigar os riscos identificados.
- Assegurar uma adequada articulação entre o sistema de saúde pública e a prestação de serviços de saúde individuais.

- Assegurar que, em situações de emergência de saúde pública, as decisões são tomadas de forma transparente, com base em pareceres científicos credíveis, e que o Estado se encontra capacitado para aplicar as medidas necessárias para controlar a situação de emergência, de forma proporcional ao risco e adequadamente fundamentada.
- Financiar a rede de saúde pública directamente via ACSS, sem intervenção dos subsistemas.

Base XVII — Rede de cuidados de saúde mental

- O Estado deverá coordenar a rede de cuidados de saúde mental, contratualizando directamente com os diferentes prestadores e, se necessário, garantir a gestão via subsistemas.
- Financiar a rede de saúde mental directamente via ACSS, sem intervenção dos subsistemas.

Base XVIII — Rede de cuidados continuados e paliativos

- O Estado deverá coordenar a rede de cuidados continuados e paliativos, contratualizando directamente com os diferentes prestadores e, se necessário, garantir a gestão via subsistemas.
- O Estado deverá promover os cuidados de proximidade e prioritariamente compatíveis com uma vida autónoma e com a vida familiar.
- Financiar a rede de cuidados continuados e paliativos directamente via ACSS, sem intervenção dos subsistemas.

Base XIX — Rede de cuidados a doenças raras

- O Estado deverá coordenar a rede de cuidados de doenças raras contratualizando directamente com os diferentes prestadores e, se necessário, garantir a gestão via subsistemas.
- O Estado deverá promover os cuidados de proximidade e prioritariamente compatíveis com uma vida autónoma e com a vida familiar.

- Financiar a rede de cuidados de doenças raras directamente via ACSS, sem intervenção dos subsistemas.

Base XX — Rede de emergência

- O Estado deverá coordenar a emergência contratualizando directamente com os diferentes prestadores e, se necessário, garantir a gestão via subsistemas.
- Financiar a rede de emergência directamente via ACSS, sem intervenção dos subsistemas.

Base XXI — Profissionais de saúde

- Criar e gerir redes de educação e formação articuladas com as redes de prestação acima indicadas.
- Assegurar formação adequada (formação de base e formação contínua) de todos os profissionais de saúde que exercem a sua profissão em território português.
- Assegurar o acesso a formação de base para exercer profissões na área da saúde de forma equitativa e de acordo com o mérito, sem restrições artificiais com base em considerações quanto às necessidades futuras do mercado ou do sistema de saúde.
- Assegurar que o acesso à profissão decorre de critérios rigorosos quanto à capacidade para a exercer, sem considerações quanto às necessidades do mercado ou do sistema de saúde.
- Assegurar uma distribuição de tarefas racional, eficaz e eficiente entre os diversos profissionais de saúde, evitando a concentração excessiva de tarefas em profissionais especializados e separando as actividades de execução clínica do controlo clínico.
- Rever o âmbito de actuação dos profissionais do sector da saúde, promovendo a existência de sobreposição efectiva de capacidades e responsabilidades, de forma a garantir uma maior prontidão do capital humano.

Base XXII — Unidades de saúde

- Garantir a possibilidade de prestação de serviços em nome individual.
- Assegurar que os estabelecimentos de saúde se encontram sujeitos a princípios, regras e orientações que assegurem o exercício da actividade em condições de salubridade e segurança adequadas.
- Garantir princípios de concorrência entre prestadores promovendo, entre outras medidas, a negociação individual de cada unidade de saúde com os prestadores.
- Permitir às autarquias locais organizar prestadores e integrá-los nas redes de prestação como unidades de saúde.

Base XXIII — Cooperação do sector da saúde com pessoas e entidades de fora do sector

- Capacitar e promover a articulação e a colaboração entre os profissionais e as entidades do sector da saúde e entidades fora do sector da saúde, nomeadamente universidades, institutos politécnicos e sector industrial, de forma a potenciar sinergias que promovam ganhos de saúde e de qualidade de vida.

Base XXIV — Cuidadores informais

- Garantir os direitos dos cuidadores informais, assegurando a sua adequada protecção e prestando os apoios necessários para o efeito.

Base XXV — Medicamentos e dispositivos médicos

- Definir as orientações técnicas e clínicas e as políticas de medicamento de cada um dos subsistemas.
- Definir orientações técnicas e clínicas e políticas de medicamento, contribuindo para os ganhos em saúde e para a melhoria da qualidade de vida dos cidadãos, através de práticas dignas, racionais e eficientes.

- Assegurar que os medicamentos e dispositivos médicos que se encontram disponíveis em território português foram sujeitos a testes adequados que garantam a sua eficácia, que identifiquem e mitiguem adequadamente os seus riscos e que sejam efectivamente acessíveis a quem deles necessita.
- Assegurar que os testes realizados aos medicamentos e aos dispositivos médicos seguem as melhores práticas internacionais, nomeadamente as definidas pelas instituições da União Europeia, e assentam numa aplicação rigorosa do método científico.
- Separar o processo de autorização de medicamentos e dispositivos médicos a usar em Portugal do processo de avaliação de custo-benefício clínico e eventual apoio na aquisição de medicamentos e dispositivos médicos.

Base XXVI — Investigação e inovação tecnológica

- Promover a investigação em matérias relacionadas com o sector da saúde, centradas na promoção de ganhos em saúde, na qualidade e equidade no acesso e na sustentabilidade do sistema de saúde, e assentes em princípios éticos consonantes com a dignidade da pessoa.
- Dinamizar a utilização de tecnologias de suporte à prestação de serviços de saúde, mitigando adequadamente os riscos associados a essas tecnologias.
- Promover o acesso a serviços de saúde que tenham em consideração as características genéticas específicas do indivíduo, mitigando adequadamente os riscos e assegurando a protecção dos direitos dos indivíduos relativamente ao seu perfil genético.
- Promover a participação e condução de ensaios clínicos aleatorizados, multicêntricos e transnacionais, quer em colaboração com grupos de investigação pré-existentes, quer em colaboração com a indústria farmacêutica, quer fomentando a criação de equipas de investigação diferenciadas.
- Promover a investigação na área da gestão de serviços e sistemas de saúde.

Base XXVII — Genómica

- Permitir a utilização da genómica no contexto da protecção da saúde pública, para fins terapêuticos e para investigação, protegendo adequadamente os direitos das pessoas e seguindo princípios éticos adequados.

Base XXVIII — Controlos fitossanitários

- Assegurar controlos fitossanitários eficazes e eficientes em território português.
- Defender as fronteiras de um ponto de vista sanitário, com respeito pelas regras gerais emitidas pelos organismos competentes.

Base XXIX — Cooperação europeia, com países de língua oficial portuguesa e internacional

- Promover a participação activa de entidades públicas, privadas e do sector social nas redes internacionais de cooperação no sector da saúde, incluindo os países de língua portuguesa.
- Desenvolver uma política de cooperação de saúde com os Estados-Membros da União Europeia e com os Estados que integram a Comunidade dos Países de Língua Portuguesa.

Base XXX — Sustentabilidade

- Promover a sustentabilidade no sector da saúde, identificando, prevenindo e mitigando adequadamente riscos ambientais, sociais e de governo.